妊活中のあなたへ…
妊娠すること、流産のリスクを減らすこと、
そして体外受精を成功へと導く卵子に関するおはなし

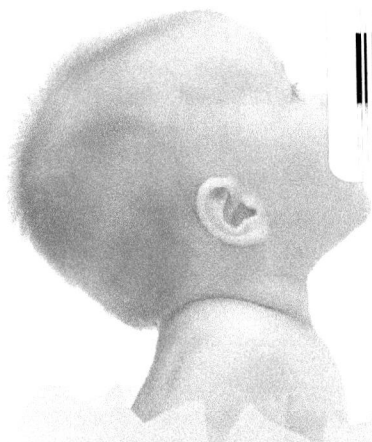

I0223256

すべては
卵子がきめて

レベッカ・フェット

上田智恵子 訳

フランクリン・フォックス出版
New York

本書は不妊の方、これから妊娠出産をお考えの方にとってために
なる事柄、または参考になる事柄をお伝えすることを意図して書
かれており、医師及びその分野の専門家に仰ぐ医学的な助言に
取って代わるものではありません。これをお読みになる方は本書
に書かれていることを実践する前に、専門医にご相談することを
お勧めします。本書のいかなる内容、またそれを実践した結果と
して出た損害、損失、リスクに対して、著者および出版社は個人
またはその他団体などに一切の責任を負いませんので、ご了承下
さい。

ISBN 978-0-9911269-7-2

www.itstartswiththeegg.com

目次

はじめに

そろそろ赤ちゃんが欲しいと思い始めたあなた、不妊治療を長く続けてきた上、体外受精も失敗という長く苦しい過程にいるあなた、そして何度も悲しい流産を経験したあなた…、そんな皆さんのために本書では健やかな妊娠と元気な赤ちゃんをお家に連れて帰るチャンスを高め、それでいて簡単に実行できる事柄を紹介しています。皆さんがどういう状況にいようとも、とても大切なことは胚が成長するのに必要な栄養を卵子に送り、受精を妨害する暮らしの中に普通に存在する毒素を遠ざけることです。妊娠して健康な赤ちゃんをお家に連れて帰ることは、すべてその卵子から始まっています。

これまで、女性は生涯で排卵するすべての卵子を持って生まれ、そしてその卵子の質は加齢と共に劇的に悪くなっていくと考えられていました。ですが、それは卵子の顛末を語るに十分ではありません。女性の生涯の大部分、卵子は未成熟な細胞として眠ったような状態で存在しているのですが、排卵前の3、4ヶ月で大きな変化を遂げます。劇的にサイズが大きくなり、そしてたくさんのエネルギーを活発に生産し始めます。そして染色体のコピーを分離させ、排出するという正確なプロセスを実行します。

もしこのプロセスが上手くいかなければ、そしてそれはよくあることなのですが、卵子は染色体異常を引き起こすことになります。長らく、この染色体異常が早期流産や体外授精治療失敗のただ一つ、そしてもっとも大きな原因と言われ、また高齢出産の女性が妊娠に失敗する理由だとも考えられてきました。

今までは、卵子の質を良くするためにできることはほとんどないと考えられてきましたが、最近の研究はそんな古い思い込みを覆す結果を出しています。排卵前の卵子成長期はその質に影響する様々な事が、ポジティブ、ネガティブ双方の意味で起こり得るとても大切な期間です。「様々な事」には、ビスフェノールAやフタル酸エステル類などの毒素に曝露してしまうことによってもたらされる体に悪い影響とともに、抗酸化剤やそのほかの栄養素をとることによって得られる体に良い影響も含まれます。その結果から考えると、実は私たち女性が自分で卵子の質をコントロールできるかもしれない、というほのかな望みが出てきたということです。

本書は信頼のおける科学的研究によって裏打ちされた『良い卵子を育む』方法をわかりやすくまとめてありますので、妊娠へのガイド的存在になるに違いないと思っています。その上で、明記しておきたいことのひとつとして、この本に挙げられているアドバイスは臨床試験を得た結果に基づいて書かれているというのがあります。やもすれば、独自に行われるような小規模な研究、そして特に動物対象や試験管内のみで行われる研究というのは、限定された結果しか生まない上、それとて割り引いて聞かなければいけないような結果を提供しがちです。そういう実験は安易に質の悪い卵子になってしまう原因とそれを解決する方法を提供しがちですが、それとは違い、本書は信頼のおける複数の団体や臨床結果に基づいて裏づけのとれたものを含む大規模な医学研究によって行われた総合的な分析に基づいて書かれています。

　あなたが今現在、専門医のもとで不妊治療を受けているのであれば、もしかすると既に卵子の質を良くするサプリメントについてお話しを伺っているかもしれません。専門医から受けるアドバイスは日進月歩の研究によって、最新の情報である可能性が高いものです。ですから、この本の目的は医師の勧める何が有益であり、それがどのように効果を発揮するのかをしっかりと理解していただくツールになることであり、あなたを確かな情報に基づいて自分で何を選択するのか決定のできる自立した妊娠ライフへ導くことです。

　ですが、本文に移る前にどうして私が卵子質の科学のことで寝ても覚めても頭がいっぱいになってしまったのかについてお話ししておきたいと思います。私のこの、「卵子の質を高める」という使命はたくさんの不妊症に悩む女性が直面しているのと同じ恐怖や不安から始まりました。私自身も体外受精治療の経験者であり、その治療を始めるにあたって、「本当に上手くいくのかしら？十分な数の卵子を確保できるかしら？確保できた卵子だって、子宮に移植されるに耐えて、着床して妊娠に至る胚になれるかどうかなんてわからないじゃない？」という不安でいっぱいでした。

　どんな体外受精のサイクルでもうまく行かなかったり、問題が起こったりということからは免れません。私の場合は、私が十分な卵子を生産するのを頼りにしているもう一人、妊娠を代理でしてくれる女性という存在がありました。彼女の存在は、この体外受精が失敗したら、私だけが今までやってきた注射や外来での診察などすべてを一からやり直せばいいのではなく、その彼女も同じことをしなければならないということを指していました。

　最初、私は相当な自信を持って体外受精に臨んだのを覚えています。なぜなら、自分は３０歳未満だし、体外受精できっと簡単に妊娠できる、と思っていたからです。ですが、思いも寄らなかったのは、卵巣予備能低下だと診断されたことでした。そして

その時に不妊科の医師からは、それを活性化させ、体外受精にいたるためにはとてもきつい薬物治療に頼るしかないと言われました。もし採取される卵子の数が少なければ、胚を子宮に移植できる確率も低くなってしまうからです。私はその専門医に何かその卵巣予備能低下の活性化につながるサプリメントはないかと伺ってみましたが、色よい返事はありませんでした。それが原因で自分の知識を向上させようと分子生物学と生化学の勉強に着手し、自分の卵巣予備能低下のために科学的研究がどんな結果を提示しているのかを見つけ出すという使命に乗り出したのです。

学生時代、分子生物学で学位を取った私はその習得過程でDNA損傷とその修復の仕組み、細胞内のエネルギー生産の詳細な過程、そしてその2つの事柄がどのように抗酸化物質に関係するのかを勉強してきました。また、受精前後に再結合させられ、それから機械的に分離される卵子内の染色体の複雑な仕組みについても学びました。卵子の質について書かれた最新の論文を深く読み解くうちに、それら何年も前に学んだ一つ一つの事柄と最近の革新的な研究結果とが相まって、まるでパズルのピースがはまるように卵子内の染色体異常を引き起こす様々な原因と外的要因の影響という実態が頭の中で知識として形になり始めました。端的に言うならば、最新の研究が卵子の質についての従来の考え方に静かな革命をもたらしたということです。

私は早速学んだことすべてを実行に移してみました。食事の内容を改善するために精製された炭水化物をやめて（卵子の質に影響を与えると論証されているインスリンを低くするためです）、少量のサプリメントを毎日摂り、さらにプラスチック製品をガラスに変えたり、ケミカルではなく自然派の洗剤に変えるなどして家庭内で毒素に曝露する機会が極力少なくなるように努めました。

また、本書の後でも説明しますが、体外受精の世界で過去5年間白熱した議論の対象になっているホルモン剤のDHEAを摂取

することを決めました。その数ヶ月間、私は自分を「準妊婦」だと考え、お腹の中の赤ちゃんを守るのと同じ方法で私の卵子を守るように努めたのです。そうすれば、今回の体外受精がうまくいかなかったとしても、私は健康な胚を作るために出来る限りの事をすべてをやったという認識の元、安堵できるだろうとわかっていたからです。

つまり、奇跡なんていうものは期待していませんでした。卵巣予備能低下という現実を背負って難しい戦いをしているとずっと思っていましたし、それが関わった体外受精の成功率は統計学的に見ても楽観視出来る要素は何もないこともわかっていました。

卵子の質をめぐる探求を始めてから数ヶ月が過ぎた頃、夫と私は卵巣予備能低下活性化の投薬を始める前の定期検診を受けるため、不妊科を訪れました。ところが、そこで行われた超音波検査の映像に皆、驚くことになります。なぜなら、卵巣内の状態をチェックしたところ、その画像には、各卵巣に2、3個しかなかった卵胞（それぞれの卵子が成熟する過程での小さな構造のことを指します）の代わりに、大方２０個の成熟している卵子が写っていたのです。２０というのはとても正常な数で、私は両肩から「卵巣予備能低下」という言葉の重みが取り除かれていくのを感じました。私たちの体外受精における勝算は突然、ものすごく良くなったのです。

にもかかわらず、私は不安を拭い去ることができないでいました。数週間が過ぎていき、毎日が注射、服薬、超音波検査、血液検査の繰り返しになり、その検査の結果は経過の良好さを示していましたが、主治医も説明して下さった通り、その良好な検査結果が体外受精が成功するという保証には一切ならないからです。それだけ上手く行かないことが多いのです。毎朝、毎晩、注射器とその針、高価な不妊治療薬の小瓶をそれぞれの箱から取り

出して注射の準備をしながら、これももしかしたら全部無駄に終わるのかもしれない、と不安で胸がしめつけられるようでした。

　卵子採取の当日、施術の後目覚めると、２２個のいずれも成熟した卵子を採取できたとの報告を受けました。まだ麻酔から完全に冷めていなくて、霞がかかったような意識でありながら、それでもその報告には大きく安堵しました。ですが、まだ乗り越えなくてはならない事柄がいくつかあることを知っていましたので、喜び過ぎないように自分を抑えました。とはいえ、私たちの体外受精は突然、現実味を伴った、上手く行くかもしれない可能性となったのです。

　この時点で、これは掛けみたいなものだな、と思っていました。２０個の卵子を採取できた体外受精の流れの典型として、この場合、約１５個の卵子が受精すると考えられ、その内の３分の１が子宮に移植可能と言われる受精後五日間経過した胚になる可能性があります。私たちは一つの胚のみ子宮に移植することを考えていましたので、そういった意味では、きちんと受精後五日間が経過した「胚盤胞」というステージに入った質の良い胚が１個のみ必要だったのです。ですが、けっこうな確率で胚の移植は失敗に終わることや、失敗したら２回目、３回目の胚移植を行う必要が出てくることがわかっていたので、確保できる胚は多ければ多いほど良いのです。

　その日から後、私たちは何個の卵子が受精したのか連絡がくるのを待ちながら暮らしました。クリニックから程なくして連絡があり、２２個の内１９個が受精したと言われました。これで何個かの胚が胚盤胞へと移行する確率がかなり上がりましたが、それでも同じようにたくさんの胚を得られたカップルが失敗に終わった事例はたくさんあるのですから、まだわかりません。ところが、その五日後、私たちはまた驚くことになります。それというのは、１９個全部の胚が生き延びて、良質な胚盤胞に移行していたので

す。こんな結果は今までに聞いたことがありません。実際、私たちの通院していたクリニックは何千組もカップルを診察し、合衆国内でもかなり高い体外受精治療の成功率を上げている医院のひとつでしたが、私たち夫婦は一回の体外受精で得られる良質な胚盤胞の数でなんとも簡単に新記録を樹立してしまったのです。

卵子採取から六日目に、非の打ちどころなく思える１個の胚を代理妊婦となる女性の子宮に移植し、そこから本当に彼女が妊娠するのかどうかを待つ『魔の２週間』が始まりました。次に起こったことは私たちがずっと待ち焦がれていたこと、妊娠検査での陽性反応でした。私の卵子の質をめぐる使命なくして、同じ結果が得られたのかどうかを知る由はありませんが、それでも、科学的な研究の見地から考えてみても、卵子の質が受精、そして受精後、胚盤胞ステージへ移行できるかどうかを左右する唯一最重要な要因だと言えます。また、卵子の質は胚が移植に耐えて生存能力のある妊娠へと繋がって行けるかどうかの決め手だとも言えます。

この話しを女友達に話すと、生活状況の違いに関係なく、皆一様に同じ反応を示しました。どうしたら自分たちの妊娠できる可能性を高めることができるのか知りたがるのです。そこで、私はもう一度科学的に研究されたことを深く調べたい、と思い始めました。ひとつは特にどのサプリメントが安全で価値があると研究が示唆しているかを自分で知っておかないといけないと思ったからです。妊娠をこれからしようと思っている女性や、何度も流産して苦しんでいる女性に、もし自分の知識を分かち合うとしたら、その事を正しく理解していることにずっと大きな責任を負うことになります。そういうわけで卵子の質における最新の研究についてもっと徹底的な調査と分析を始めたのです。

私は何百もの科学的根拠に基づいて書かれた論文を注意深く読んでは分析していきました。それらの論文には毒素や栄養素の特に影響するものを調べたもの、大規模な集団をベースに行われ

た研究から明らかになった受精率や流産の確率に影響を及ぼすものを特定したもの、また体外受精の成功率に影響を及ぼす要因を発見したものが含まれていました。ですが、実は、不妊治療の専門医たちの多くが多忙すぎて、当然のことながら、これら包括的な最新の研究結果を取り入れられずにいるのが現状です。

　調べるうちに、すぐ体外受精の医院で得られる基本的なアドバイスやもしくは受精について書かれた本が最新の研究結果に基づいているのものではないということがわかりました。一つ例を挙げるなら、最近の研究でビスフェノールというプラスチック製の容器などに含まれる一般的な化学物質が、妊娠や体外受精の成功率に重大な影響を及ぼす毒素だということが明らかになってきたのですが、それを知っている医師を見つけるのは至難の技です。

　問題の一端は、研究が最近すぎるというのもあります。たとえば、ハーバード大学の公衆衛生学科がプラスチックや化粧品から多く検出されるある特定の化学物質が体外受精において卵子や胚の生産数に影響を与え、また胚の子宮に移植する率や、移植できても妊娠に至る率を著しく低下させるという研究結果を出版したのは２０１６年です。そのどこにでも見受けられる、ごく一般的な化学物質についての研究では、私たちがそれをできるだけ避けるべき強い理由がそこには述べられているわけですが、残念ながらその情報を自分の担当医から得られる可能性は極めて低いというのが現状です。

　とはいえ、すべての体外受精を施術する医院がサプリメントや卵子の質という研究項目において時代遅れだと言っているわけではありません。最新研究に敏く、本書で紹介しているサプリメントのカクテル療法を勧めてくれる医院もあります。ですが、それらの医院でも普通はどのようにしてそれら個々のサプリメントが効くのかをすすんで説明してはくれませんし、ましてや体外受精とは関係のない患者さんにはそんな情報がもたらされることも

ないでしょう。また、サプリメント摂取以外にできる有効な手段を教えてくれることもありません。

体外受精に臨んでいる多くの女性で自分が妊娠する可能性を上げるかもしれないサプリメントの最新情報をもらっていないということに気づいている人も多いと思います。そんな彼女たちはインターネットから情報を集めようとしますが、その方法だとなんの科学的根拠もないサプリメントに行き着いたり、それどころか妊娠するのに害以外の何物でもないサプリメントだったということもあります。この本では助けになるかもしれない方法にだけ言及するのではなく、そういった妊娠するのに良いどころか悪いかもしれないサプリメントの通説に見られる間違いにも言及しています

また、特に体外受精ではなく自然妊娠を望んでいる女性にとって、インターネットでどのサプリメントを摂るのか検索するのはそれほど良い方法ではありません。なぜなら、この場合は卵子の質だけが問題ではないからです。

例えば、メラトニンは卵子の質を向上させると研究でもはっきりと結果が出ていて、体外受精を試みる女性にはよく勧められるサプリメントです。ですが、メラトニンを摂取する上での問題は、このサプリメントを長期的に摂取すると排卵が狂う可能性があるということです。つまり、メラトニンは体外受精をする人には役に立ちますが、排卵の規則性に依るところが大きい自然妊娠には向かないということになります。ですから、不規則な排卵が重大な問題となる自然妊娠をしようと思うなら、メラトニンを摂取する行為は妊娠を遠ざけかねないということになります。この様に、インターネットで受精するために何を摂ればいいのか広く情報を求めるのは、多くの女性にとって微妙な差異を見逃すことにつながり、かえって問題を招くことになりかねません

体外受精を施す医院で最も一般的に受け取れるアドバイスの問題点についてもお話ししましょう。例えば、DHEAをいうサプ

リメントがあるのですが、もし卵巣予備能低下と診断された上に体外受精を予定しているのなら、DHEAを摂る、摂らないのアドバイスをもらえるかどうかは、理路整然とした論拠よりもどのクリニックに通うことになったのかに依るところが大きいです。患者個人にDHEAを摂る、摂らないの判断を任せているクリニックもたくさんありますが、その際も臨床から得られたエヴィデンスの信憑性について、詳細な情報はもらえません。私たち女性には信頼性の高い情報に基づいて、もっとより良い決定をする権利があるのだと思っています。

　研究結果と従来の不妊治療に関するアドバイスの間にある計り知れない溝を見るにつけ、私の中で、臨床研究を具体的でわかりやすい情報にすることで何か力になれないだろうかという思いが強く沸き起こってきたのです。そして、外的な要因が卵子の質に及ぼす影響と、また、妊娠が自然であろうと体外受精によってであろうと、いかに卵子の質が大切なのかがわかるようになると、不妊で悩む他の女性たちにそれを教えることは急務だと感じるようになりました。そういったいきさつからこの本は生まれました。

　１２週目の超音波検査で大きく成長している赤ちゃんを見て、そして心臓の音を聞いた時、それは同じ不妊治療をしているすべての人、そして赤ちゃんを産みたいと思っているすべての人に経験して欲しい純粋な喜びでした。もちろん、不妊治療の世界には絶対という約束は存在しません。誰も絶対に成功する妊娠の方法を提案することもできません。なぜなら、そこには様々なそして唯一無二な課題があるからで、３５歳を過ぎた女性には特にそう言わねばなりません。でも、この本には妊娠する確率を上げて、また健康をも良好にし、あなたの体を健やかな妊娠へと導く方法がたくさん詰まっているのです。

この本の使い方

妊娠を考え始めたばかりのあなたに

　妊娠を考え始めたばかりでこれといった不妊治療を行う理由が見当たらない場合、この本に書かれていることを全部やってみる必要はありません。ですが、巻末にまとめてある「ベーシック・プラン」を実践して、生活スタイルを少し変えるだけで短い期間で妊娠できるかもしれませんし、また流産する危険性も低くなるかもしれません。健康で若い女性でさえ卵子に重篤な異常が見受けられることはままあることで、そういった場合、もし数ヶ月間に渡って排卵された卵子が立て続けに何らかの異常をともなう場合、それだけ妊娠するのに時間がかかってしまい、結果的に妊娠の機会そのものを逃すことになるかもしれません。この本で紹介している事柄、特に胎児に害があり、避けるべき毒素に言及した章は、自身の健康とひいては生まれてくる赤ちゃんの健康にとって大きなメリットをもたらすものです。

なかなか妊娠できないでいるあなたに

　妊娠しようとしてから１年以上経過しているか、もしくは３５歳以上で半年以上経過しているならば、妊娠できない医学的な理由があるのかどうかを特定してもらうために、そろそろ不妊治療専門のクリニックを受診した方が良いでしょう。専門医にかかることで、例えば、傷が治癒した後に残る瘢痕（はんこん）組織や卵管閉塞など、また他には排卵や胚の着床に影響するホルモン異常などが不妊の原因として見つかることも多いからです。

　その場合は、問題に則した治療が有効な時もありますし、あるいは医師から不妊の根本的な原因を回避するために体外受精治療を勧められるかもしれません。いずれにせよ、他の治療と合わせて卵子の質を向上させる対策を講じておくことはとても大切で

す。なぜならそれが不妊の直接の原因ではないとしても、卵子の
質が妊娠を左右するからです。

　もしはっきりと瘢痕組織や卵管閉塞などの物理的な問題、ま
たはホルモン関連の不妊症だと診断されているなら、卵子の質を
さらに良くする方法や排卵に関する問題への対処法も含まれてい
る「インターミディエイト・プラン」の実践をお勧めします。で
すが、例外として、もし多嚢胞性卵巣症候群（Polycystic Ovary
Syndrome、以下PCOS）だと診断された場合には、このプランに
いくらか修正を加えたものが有効です。

　PCOSはもっとも一般的な排卵性の不妊症であり、それにとも
なう影響で卵子の質が下がるという一種独特な特徴があります。
もしPCOSだと診断されたら、そこに特化した食事療法とサプリ
メントが追加された「インターミディエイト・プラン」を試して
みることがとても効果的です。例えば具体的には、ミオイノシ
トールのようなサプリメントはPCOSだと診断された女性に特に
効果があるとされており、ホルモンバランスと血糖を整え、卵子
の質が悪くなる原因に対処し、また排卵の規則性を取り戻す効果
が報告されています。

　ですが、考えうるだけの検査の結果、もし原因不明、または
年齢が関係する不妊症だと診断された場合、卵子の質を上げるこ
とが最も重要な仕事であり、そしてそれが一番良い結果に結びつ
くのだと思われます。そういう方には「アドバンス・プラン」の
実践をお勧めします。このプランでは更に卵質を良くするサプリ
メントに加え、体外受精に何度も失敗した人たちの研究に基づい
た対処法も取り入れてあります。また、体外受精の治療におい
て、卵子の成熟にはおよそ三ヶ月の期間を要しますので、できる
だけ早くに取り掛かることを強くお勧めします。

　一般的に、原因不明もしくは年齢が関連する不妊症と診断さ
れると、不妊専門医は段階的に進めて、妊娠する能力を補助して

いく治療法を勧めます。それというのは、まず最初に投薬から始めて、子宮腔内受精へと進み、最終的に体外受精に至るという方法ですが、この方法はよく成功するものの、問題の本質に対処するものではなく、どちらかというとそれを回避するものであり、段階的に進めていく最中に失敗するということも多々あります。

　次の章で説明いたしますが、そこにも書かれている通り、３０代半ばから始まる妊娠率の急激な低下は卵子の質の低下によるところが大きく、たとえ体外受精を施したとしても、それが多くの場合、妊娠失敗の要因になっています。つまり、体外受精治療が成功する確率は年齢によるところが大きく、エッグドナーの卵子を使わない限り成功しにくいなど、体外受精におけるこれが現実でもあります。

　だからこそ、不妊の原因が原因不明によるもの、または年齢が関与しているもの、それとは別に体外受精治療に失敗したことがある人など、どんな状況であろうと卵子の質の向上が妊娠するのには最も基本的な、そして重要な課題となります。研究からも、良質な卵子だけが最初の大切な１週間を生き延びて良質な胚になり、無事に着床して妊娠に至る可能性が高いという結果が出ています。ですから、体外受精か自然妊娠かに関わらず、やがては健康な赤ちゃんになる可能性が高い質の良い卵子の数を増やしておくことがとても重要です。

反復流産と習慣流産

　卵子の質を良くしておくことは、流産を防止する上でも大切な役割を果たします。もし2回以下で流産したことがあるなら、担当医からおそらく反復流産として、その原因を特定するために全面的な検査を勧められたことと思います。もしまだその検査を受けていなければ、ぜひとも受けてください。複数回流産を経験した女性の多くが投薬で治療が可能な血栓もしくは免疫不全が原因であったりするからです。別の一般的な原因で多いのが橋本病

などにみられる甲状腺機能の低下です。この様に、流産の原因の4分の1を占める医学的な原因を突き止めることによって、もう一度妊娠する確率というのは大いに上がります。例えば、橋本病の症状として知られている甲状腺に対する自己抗体が血液中に現れる臓器特異性自己免疫疾患を患っている女性に甲状腺ホルモンを増加させるレボチロキシンを投与した場合、流産する確率を50%以上も下げると言われています。

　もし検査をして血栓、免疫不全、そして甲状腺機能など、どの原因も認められなかった場合は、大方卵子の質がその原因である可能性が高くなります。なぜなら、免疫不全を抱えた質の悪い卵子の場合、それを抱えたまま胚になると、やがて胎児になったとしても、そのまま成長し続ける可能性は極めて低くなるからです。免疫不全は実に早期流産の最も一般的な原因で、およそ流産の原因の４０％から５０％を占めているのです。

　次の章で詳しく説明しますが、染色体異常はほとんどいつでも卵子の段階で始まり、そして年齢が上がるとともに頻繁に起こる様になります。この本では、染色体異常が排卵前、そして卵子成熟期の最終段階でどの様に起こるのか、また次の妊娠でそれがなるべく起こらない様に何ができるのかを詳しく解き明かしていきます。

　もし3回以上流産したことがある習慣流産で、医師の所見で何も医学的な問題が認められず、また染色体異常（ダウンシンドロームやその他三染色体性）が前回の妊娠で起きていたことがわかっているのなら、もう一度妊娠しようとする前に少なくとも三ヶ月は「アドバンス・プラン」を実践してみることをお勧めします。

精子について

この本は卵子の質に焦点を当てています。とは言え、第12章でも触れていますが、外的要因の多くが精子にも同じ様に影響を及ぼすと考えられています。多くの場合、卵子ほどには重要視されてはいないのですが、精子の質も場合によっては妊娠できるかどうかに重要な影響を与えることもあります。ですから、父親の年齢や生活習慣は妊娠には関係ないという前提はそろそろ考え直す時が来ています。もし男性側の要因が不妊の原因、またはそうなのではないかという疑いがあれば、第１２章でお勧めしていることを実践してみるのはとくに重要です。たとえ精子の質について何も心配する様なことはないと思っていても、女性が妊娠する率を高めるためには男性も毎日総合ビタミン剤を摂ることなどがどうして大切なのかなど、よく理解していただけると思います。

まとめとして

卵子の質を良くするためにできることをしておくというのは、自然妊娠、体外受精、または流産の後に再度妊娠に臨む場合などに関わらず、どんな状況下でも避けては通れないことです。まだ眠ったような状態の卵子が成熟して排卵にいたるには三ヶ月の時間が必要です。その三ヶ月というのは質の良い卵子を維持するのに絶好の期間となります。ここから続くそれぞれの章には、卵子の質を良くするために日々実践可能で重要な方法が書かれています。ですが、生活スタイルの改善がどの様に卵子の質に影響するのかを理解するには、最初に卵子の質とはどういいう意味なのか、そしてどの様にして染色体異常が起こるのかを理解しておくことが必要不可欠となります。第１章はそれがテーマとなり、そのお話しからこの本は始まります。

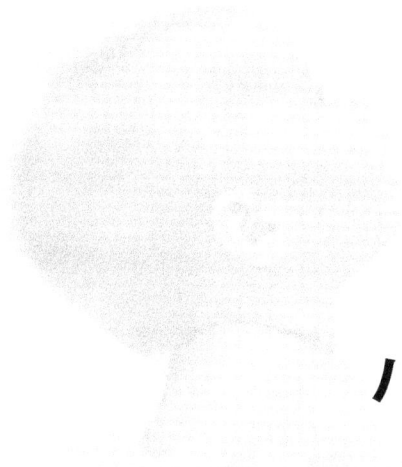

パート1

卵子の質が
低下する原因

第1章

卵子の質について
理解する

年齢を重ねるにつれ妊娠しにくくなるのは卵子の数量とその質の低下が原因だとほぼ断言できます。なぜなら、高齢出産に臨む女性もドナーの卵子を使うと、受精する確率は若い女性のそれとほぼ同じになるからです。ですが、一体、卵子の質とはどういう意味なのでしょうか。ざっくりと説明するならば、卵子が秘めている可能性、つまり受精した後、妊娠期間を経て出産に至る可能性を指しますが、実はそんなざっくりと言ってしまえるような些細なことではありません。なぜなら、受精卵の多くはそうなるに必要なものを備えていないからです。

卵子の質がすべて

受精後すぐの数週間は、どの胚にとっても超えなければいけないハードルが押し寄せる試練の期間だと考えられ、事実、多くの胚がこの数週間の内、どこかの時点で成長しなくなります。実際、自然妊娠の場合、女性が妊娠したことを認識する前に流れてしまう胚も少なくありません。たった3分の1の受精した胚しか生き

延びて、赤ちゃんになることができないというのが実情です。この確率は人工授精の場合はもっと低くなり、多くの卵子は胞胚期として知られている５日間の胚期間に進むことができません。またそこにどうにか到達しても、うまく子宮に移植されず、体外授精失敗という憂き目に遭うことも多いのです。

　ほとんどの受精卵が出産にまでこぎつけられる妊娠になかなか到らないということは実に軽視されている問題で、そこには卵子を受精させることこそが妊娠に至るための一番のチャレンジだとする一般的な誤解が存在しています。そのため、ほとんどの自然受精に関するアドバイスは、排卵と受精に至るタイミングに集中しています。ですが、その対処の仕方は的外れだと言えます。なぜなら受精卵の可能性、つまり、その後の胞胚期、そして健康な妊娠へと継続していく可能性こそがより大きな問題だからです。実際は、自然妊娠なのか体外受精での妊娠なのかに関わらず、どのくらいの期間で妊娠に至るのかは卵子の質が重要な要因となります。そして、その秘密は卵子のDNAにあるのです。

　もちろん、胚が妊娠に至る可能性というのはそれだけではなく、様々な要因にもよるのですが、とは言え、各染色体が正確なコピー数を有することが圧倒的に重要になります。染色体異常を抱えた卵子では、受精したとしてもそこから健康な妊娠に至る可能性がとても低くなってしまい、それが不妊や早期流産を生じさせると言っても過言ではありません。つまり、多くの女性にとって、卵子内の染色体異常が妊娠すること、そしてそれを出産まで継続させることに対する最も大きな障害になっているのです。

　妊娠するのに苦労したという女性に質の悪い卵子がとても多く見受けられるのはごく一般的なことです。複数回の流産を経験した経緯のある女性や、反復着床不全、つまり何度体外授精で胚を子宮に移植しても妊娠に至らない人、そしてPCOSの女性の卵子にも、染色体異常は高い確率で見られます。例えば、体外受精

治療で反復着床不全の履歴をもつ人では、胚に異常が見られる確率は７０％にも達します。

　卵子内の染色体異常は妊娠できるかどうかに影響があるだけでなく、流産の主な原因にもなっています。残念なことですが、流産はとても一般的なことで、自覚されている妊娠の１０から１５％に起こります。ですが、ほとんどの流産は本人が自覚する前の、妊娠のかなり早い時期に起こってしまい、そんな早期のものも計算に入れると、妊娠の７０％が流産するという結果になっているのです。この驚くほど高い流産の確率が指し示すものは、受精した瞬間から連続的に起こる染色体異常の胚の淘汰です。

　事実、流産する原因に関して、全ての要因を合わせたとしても、それを差し置いて染色体異常が最大の原因だと考えられています。2回以上の流産を経験した女性500人を対象に日本で行われた研究では、胎児の染色体異常が原因の流産は４１％にも登り、対して、他の様々な原因は全部合わせても、３０％未満であったと報告されています。他の多くの研究でも、妊娠してから最初の３ヶ月間に起こる流産の半分以上が染色体異常が原因であったとする結果が報告されています。しかもこれらの研究は妊婦が自覚している流産のみを対象にしていることに注目しておかねばなりません。ということは、受精してからごく短い間に起こる流産は、染色体異常が原因だとする率が４１％よりもっと高いだろうということです。

　この染色体異常に関する一般的な見解は、卵子内で起こる染色体の過失は私たちがコントロールできないものという点で一致していました。ですが、最新の科学研究では、そうとばかりは言えない結果が出ています。それらの研究によると、染色体異常を起こしている卵子の割合は、摂取する栄養と生活スタイルという私たちがコントロールできる事柄に影響されるとする結果が出ているのです。この章のあとでも触れますが、それらの研究による

と、外的要因が卵子の良し悪しを左右するというのですが、その意味は、重要な時期に卵子の潜在能力…ちゃんと正常な染色体が構成されるのに必要なエネルギーを生産するという能力が高められるかどうか…にかかっているということです。

　卵子内の染色体異常で一番よく知られている例がダウン症です。ダウン症の原因には女性の年齢と卵子の質の低下が関係するという説は広く知られているところです。症例の９５％が21番染色体をひとつ余分にコピーした卵子によって引き起こされるダウン症で、その結果、２つのコピーの代わりに３つのコピーを持った胎児が宿ることになります。それが理由で、ダウン症はトリソミー21とも呼ばれています。

　ダウン症は染色体異常の症例のひとつにすぎませんが、異常を抱えたままの胎児が月満ちて生まれくる数少ない症例のひとつでもあり、それが理由で最もよく知られるところとなっています。他に、トリソミー13、またはトリソミー18という染色体異常もありますが、この場合は命に関わる医学的疾患を伴っている場合が多いのが特徴です。また他の染色体の過剰コピーの場合、胚は受精してから最初の数週間、実際には数日間さえ待つことなく、妊娠していることに気づく前、もしくは気づいていても早期流産という形で流れてしまいます。こういった理由で、トリソミー21以外の染色体異常はよくあることながら、それほど私たちの耳に入ることがないのです。

　過剰に染色体がコピーされる異常が最も一般的に知られていますが、時には染色体が欠けていたり、もっと複雑な過失を伴った染色体異常も起こります。

　誤った数の染色体の卵子は「異数体」と呼ばれ、そんな卵子が受精した胚も異数体となり、体外受精の場合、子宮に移植してもほとんど着床することはありません。たとえ異数体の胚が妊

娠に移行したとしても、そのほとんどは早期流産という結果に終わってしまいます。

特に４０歳以上の女性の場合、その卵子の半分以上が染色体異常を抱えていると言われています。実際、見方によっては、その年代の女性の染色体異常の確率は70％から80％に達しているとも言われています。卵子の染色体異常の研究でも、年齢による不妊の飛躍的増加が３０代半ばから後半にかけて始まるのがみて取れます。ですが、卵子の質はどの年代の女性にとっても影響のあることで、若い女性の卵子でも染色体の異常は思っているよりずっと一般的なことなのです。

３５歳以下の女性の卵子でさえ、平均でその４分の１が異数体です。この数字の意味するところは、もし若くて健康で、不妊に関する問題が何もなかったのだとしても、排卵される卵子のほとんどが妊娠する確率の低いものということになります。例えば、ある特定の月に排卵した卵子に染色体異常があって、それが理由で妊娠しなかったのだとしたら、排卵予定キットやチャートを使って完全なタイミングで受精しようと思っても、妊娠に至る可能性はとても低いと言えます。おそらく、質の良い卵子が排卵される次の周期まで妊娠することはないでしょう。

染色体異常が妊娠や出産の確率に与える影響の大きさは、体外受精という状況下では特にはっきりとしています。もしこの問題から染色体異常を除けば、妊娠する率はぐんと上がります。この事実は最初に胚の染色体異常を全部ふるい分けて、そして正常な胚のみを子宮に移植するという画期的な新しい体外受精治療法で確認されています。

これは体外受精を取り巻く状況の中で、成長率と全体的な外観に基づいて胚の質を測る従来の方法とは一線を画す方法です。確かに成長の遅い、一様でない外観の細胞をともなった胚は妊娠に結びつく可能性が低いのですが、でも、ここ最近の研究で

外観や「形態」に基づいた胚の質の良し悪しの判断には何の保証もないことが明らかになってきており、それよりも正常な染色体の胚を最初に選別することが重要なのです。

　２０１０年に最先端を行く体外受精専門クリニックで、予後不良な人のためにこの着床前全染色体診断が紹介された時、その違いには眼を見張るものがありました。４１歳から４２歳の女性の場合、移植された胚がうまく着床する確率は普通、１３％ほどだったのが、正常な胚を選別することで着床率が３８％まで上がりました。その結果、体外受精治療サイクルを完了して、赤ちゃんを実際にお家に連れて帰ることのできたこの年齢層のグループの女性の割合は「二倍」にもなりました。

　この最も良い胚を識別するという着床前全染色体診断の技術は、合衆国内において、不妊治療の権威として、またこの治療法の成功事例を示す研究論文の著者としても高く評価されているウィリアム・スクールクラフト博士によって開拓されました。

　スクールクラフト博士の研究では、染色体的に正常な胚を選び、移植された後にのみ妊娠できた個々の患者の症例がたくさん報告されています。博士の２００９年の研究では、過去に６回体外受精治療を受け、その全てが胚を移植しても着床に至らなかったという経験を持つ３７歳の女性の症例が取り上げられていました。その彼女は、もう一度新たな体外受精のサイクルを始め、ですが今回は１０個の胚を着床前全染色体診断にかけました。すると、１０個のうち７個の胚に染色体の異常が見つかったのです。もしその診断を受けず、胚がその外観だけで選ばれて移植されていたら、かなりの高い確率で染色体異常のある胚が移植されていたことでしょう。そういった胚は着床に失敗するか、流産を引き起こす可能性に繋がります。ですが、彼女の担当医たちはその従来の方法に代わって、３個の正常な染色体を持った胚を移植し、そして彼女は双子の赤ちゃんを妊娠することに成功したのです。

　スクールクラフト博士の研究で紹介されている別の患者は３３歳の女性で６回もの流産で苦しんでいました。その次の体外授精のサイクルの着床前全染色体診断で１１個の胚のうち８個に染色体の過失が見つかりました。この検査を受けていなければ、その不具合のある８個のうちのひとつが移植されていた可能性が高い訳で、妊娠失敗か、あるいは７回目の流産を経験することになった可能性が高かったと思われます。ですが、染色体が正常な胚を２個選んで移植され、彼女もまた双子の赤ちゃんをもうけることができました。

　染色体診断はいかに妊娠するのに不利な状況になっていたのかも明らかにします。これもスクールクラフト博士の４１歳の女性の症例で明らかになったことですが、この女性は染色体診断の結果、８個の胚のうちたった１個しか染色体的に正常な胚のないことがわかりました。ですが、それによって正常で健康な妊娠の可能性も得た訳で、事実その診断の後に妊娠することができました。

　このように、染色体診断は大きな進歩をもたらせた訳ですが、とはいえ、これで全ての不妊症が解決されたという訳ではありません。たとえば、体外受精の過程で得られた胚のうちひとつも染色体の正常なものがないということもあります。そうした場合、当然ながら移植できる胚はないということになります。ある研究では患者の3分の1がこのケースに当てはまるとする報告もあり、この結果からどんなに新しい診断法がもたらされても、やはり卵子の質が妊娠するかどうかを左右する要因だということが見て取れます。

　とはいえ、着床前全染色体診断はかなり有望な方法であり、妊娠する確率に対して卵子と胚の質が相当な影響を与えることを表しています。興味深いことには、この影響は「予後不良の患者」のみに止まらないのです。日本で行われた染色体が正常な胚だけを移植した体外受精がどれくらい妊娠率を上げるかの研究で

は、妊娠するのに何の問題もなく、また以前に流産をしたことの
ない３５歳以下の女性を対象に行われ、外観のみで選ばれた胚を
移植するという条件のグループでは、少なくとも20週に達する
妊娠に至った率は41％でしたが、その染色体診断で胚を選んだ
グループの妊娠率は69％にまで達しました。流産の率も大きく
違う結果が出ました。外観のみのグループでは9％にも登りまし
たが、染色体診断のグループではたったの2.6％という結果にな
りました。

　この染色体診断のポジティブな結果から得られる教訓は染色
体が正常な胚は、妊娠に至る経緯に関係なく、健康な妊娠に至る
かどうかに大きな影響力を持っているということです。たとえ自
然に妊娠するのでも、妊娠して出産まで流産しないかどうかは卵
子の質で決まるのです。そして、幸いなことに、卵子の質は年齢
やいつからいつまでという期間で事前に決められる事でもありま
せん。卵子の質は変えられるのです。

　実際、染色体異常の確率というのは個人差が大きく、同じ年
齢の女性でも個人個人で大きく違います。たとえば、ある３５歳
の女性が排卵した卵子には、染色体に正常なものがごくわずかし
かなく、その一方で同じ年齢の別の女性の卵子は染色体的に全て
正常ということもままあります。ドイツとイタリアで体外受精の
患者を対象に、染色体の正常な卵子が排卵される率は同じ年齢の
女性でも個人によって大きな違いがあることを調べた研究でもそ
のことは明らかにされています。またそれぞれの女性の正常な卵
子の数も、その時々によって大きく変わります。例えば、ある女
性の連続して行われた２度の体外受精時の正常な卵子の割合を比
べてみると、そこには大きな違いが見てとれます。ですが、研究
者たちは時間の経過と、そして異なる女性との間で起こるこの違
いを無作為で予測不可能なこととして説明しましたが、それとい
うのは、この結果の数々を、染色体異常の発生率に明らかに影響

する要因を調べて、得られた結果と結びつけずにいたがために至った結論です。この本でお話ししている興味深い研究はこの可変性が純粋に無作為とは言えず、その反対に様々な外的要因が卵子の質に影響を与えることを立証しています。

　数え切れないほどの臨床研究が、特定の毒素を避けて、特定のサプリメントを摂ることによって質の良い胚になる卵子の増加率を示し、胚の着床率を上げ、そして早期流産の危険性を減らすことを示しています。そんな改善点の中には、染色体異常を抱えた卵子の率を減らすことに言及した説得力のある科学的論証も含まれ、それによって卵子の質が今まで常識とされていた事柄を変える力を持っていることを確証づけていると言えます。

卵子が「染色体異常」を起こすプロセス

卵子生成の道のりはとても長い上、過失の起きやすいプロセスと言えます。卵子の成長は女性が生まれるずっと前、それは妊娠してから最初の３ヶ月の間に形成されたばかりの卵巣で始まります。女の子は生涯で排卵される卵子の全部を持って生まれてくるのですが、卵子は全て排卵の数ヶ月前まで仮死の状態で存在しています。

　およそ排卵の４ヶ月前に、小さなプールの中で未成熟な卵子が成長し始め、そのほとんどが死んでしまうのですが、中でも一番良い卵子がそのプールから選ばれて最後まで成熟します。すっかり成長しきった卵子は卵胞から飛び出て、卵管を下っていき、受精の準備をします。

　卵子の初期成長期から受精までの数十年に及ぶ合間に、卵子は正常な加齢の一部として度重なるダメージを受けることになります。従来は、女性が４０歳になるころには、卵子は染色体異常を蓄積し、それを防ぐ手立てはないと考えられていました。ですが、それは科学的に誤りだと言えます。なぜなら、染色体コピー

の過失はほとんどの場合、「減数分裂」と呼ばれるプロセスの終わりの方の段階、つまり排卵の直前に起こっているからです。

　減数分裂が不首尾に終わると卵子の染色体の数も不正確に終わります。減数分裂は丁寧に染色体のコピーを卵子の中央に沿ってに整列させ、微小管のネットワークを使ってその1セットを卵子の各末端に引っ張ってきます。染色体の1セットはその時に「極体」と呼ばれる卵子の外へ押し出されます。発育過程にある卵子は実際、これを2度繰り返します。つまり、各染色体の4つのコピーで始まり、もしこのプロセスが正しく完了したならば、各染色体のコピーが1つで終わります。

　ですが、もしこのプロセスのいずれかのステージで過失があれば、最終的に染色体の余分、または欠損コピーという結果を引き起こします。第一回目の減数分裂は女の子が生まれる前から始まりますが、大部分の染色体の一連の過程は卵子が排卵されるごく数ヶ月前に始まるのです。

　多くの不妊治療専門医も気づいていない最も大切な留意すべき点は、卵子内の染色体異常は30年ないし40年かけて徐々に蓄積するものではなく、排卵前の数ヶ月のうちに起こるということです。言いかえれば、加齢が染色体異常の直接的な原因ではなく、むしろ排卵直前に卵子が染色体異常を起こしやすい状況を作り出すことに原因があるのです。

　ということは、排卵前の状況を変えてあげると、正常な染色体で卵子が成熟する確率は上がることになります。要するに、卵子内の染色体異常は確率的にまだ起こっていないのですから、今から数ヶ月先に排卵するであろう卵子の質を、自分で左右できる可能性があるということです。

　つまり、問題の核心は「どのようにして卵子は成熟過程で染色体異常を引き起こしやすくなるのか」、そして「それに対して自分で何ができるのか」の2点にあります。この本の各章で様々

な角度からこれらの問題についてお話ししますが、一貫したテーマは卵子へのエネルギー供給です。

卵子内でのエネルギーの生産

卵子が染色体を正常にプロセスさせるにも、また、ちゃんと成熟するためにも膨大なエネルギーが必要となります。結局、卵子内のエネルギー生産構造は加齢とともに、そして栄養素や他の外的な要因とともに著しく変わります。「ミトコンドリア」と呼ばれるこの構造は、体を形成する細胞のひとつひとつに存在しています。ミトコンドリアはまるで小さな発電所のように様々な燃料源を細胞が使えるアデノシンというエネルギーに変えます。

アデノシンは文字どおり生命体のエネルギーで、筋肉を動かすにも酵素を働かせるにも、神経を刺激させるにも、それ無しには起こりません。全ての生物的プロセスがアデノシンに依存しています。そしてこのアデノシンが卵子が使うエネルギーの主軸を担っているのです。成長過程にある卵子はこのアデノシンを必要とし、そのためにミトコンドリアを大量に有しています。実際、1個の卵子が持っているミトコンドリアの数は1万5千個にも及び、体内にある他の細胞の持つそれより10倍以上もの数になります。卵子の周囲を囲う卵胞細胞にも大量のミトコンドリアが存在し、さらに卵子にアデノシンを供給しています。ですが、十分なエネルギーを作るためにはミトコンドリアの状態が良くなければいけません。

時間の経過とともに酸化ストレス（第6章で詳しく説明します）の影響を受けると、ミトコンドリアはダメージを受けてエネルギーの生産量が落ちてしまいます。十分なエネルギーの供給がないと卵子と胚の成長は上手くいかなくなるか、あるいは完全にストップしてしまいます。カナダの不妊治療の第一線を行くロバート・キャスパー医学博士はそのことを説明する上でこのよ

うに言っています。「年齢を重ねた婦人の生殖システムはクローゼットの棚の上に忘れさられた懐中電灯のようなものだ。数年経った後に偶然見つけてスイッチを入れてみても点かない。それというのはその懐中電灯に悪いところがあるのではなく、中の電池が切れていることに問題があるからだ」。

　必要時にエネルギーを生産する卵子の能力がとても重要であることを示す研究結果が増えている訳ですが、またその能力は胚が最初の1週間を生き延びて、上手く子宮に移植される可能性の要にもなっているのです。

　ミトコンドリアの機能低下は卵子が染色体異常で終わりになるか、そうでなければ生存能力のない胚になって終わってしまう最も大きな理由のひとつかもしれません。ミトコンドリアの元気を再びみなぎらせて、それによって卵子へのエネルギー供給を促進するためには何ができるのか、それがこの本の後に続く数章にわたる主題でもあります。では、一番最初に、卵子の成長過程において染色体異常の引き金になっている毒素、ビスフェノールAから話しを進めてみましょう。

第2章

ビスフェノールAの危険性

「科学の世界で最も興奮するフレーズ、新発見を
最も予感させるフレーズは、『エウレカ！（みつ
けた！）』ではなく、『これは不思議だ…』である」
　　　　　　　　　　　　——アイザック・アシモフ

妊娠して健康な赤ちゃんを産みたいと思うならば、最初に
することは妊娠を妨害する特定の毒素から自分自身を
遠ざけることです。このことは今までの不妊治療に関
する本やまたは専門医から長い間無視されてきましたが、妊娠し
たいと思うならば、このことを知っておくのはとても大切なこと
です。

　中でも卵子の質と受精に有害であることが立証されているも
のにビスフェノールA（以下BPA）という毒素があります。この
化学物質は、世間から長年にわたり健康被害の可能性があると注
目されてきたにも関わらず、未だ食べ物を入れておくプラスチッ
ク容器やレシートの紙などに使われています。

　この章ではBPAがいかに普段の暮らしの中で悪影響を与えて
いるのかを証明する資料とともに、健康とそれに伴う妊娠率が高

まる上に簡単に実践できる方法について説明していきたいと思います。

私たちのいる場所

　酷評に値する化学物質があるとするならば、それは BPAです。赤ちゃん、子供、そして大人にいたるまでその健康に害があるという理由で BPAを禁止しようという熱心な運動があった後でさえ、妊娠するかどうかにも影響があるという面ではそれほど際立った注意をひくことはありませんでした。最も最新の研究ではごく微量の BPAでさえホルモンが正常に機能するのを乱して卵子が成長するのを妨げ、体外受精での妊娠成功率を下げたり、また流産の危険性を増やすなどの影響があることがわかっています。

　BPAと妊娠に関する研究のほとんどは最近行われた新しいものですが、一般的な健康に関する BPAの有害性を示した何十年にもわたる研究結果とも合致しています。実際、BPAの健康への有害性はよく知られていて、たくさんの商品が今では「BPA無使用」をうたっています。まるで企業はもうすでにこの危険な化学物質を使うことをやめていて、BPAから得る危険性は去った、とつい思ってしまうほどですが、残念なことに、そうではありません。行政がちゃんとした規制を設けるまで、BPAを家に持ち込まないように自分や家庭を守るのは今後も個人に委ねられています。ですが、幸いなことに、一度どうすればいいのかわかれば簡単にBPAを避けることができます。

BPAを取り巻く背景

BPAが妊娠に関与しているのではないかという話しは偶然の発見から始まります。その発見というのがあまりにも予期せぬことだったので、確証を得るため、研究者たちはその発見を公にする前に何年もの時間を費やしたほどでした。ケース・ウェスタン・

リザーブ大学のパトリシア・ハント医学博士とその研究グループはマウスを使って卵子の発育について研究していました。そして1998年8月のある日、極めてまれな実態に気づきます。それは染色体異常を起こした卵子の劇的な増加でした。普通、研究室で扱われているマウスの卵子で、染色体の中心で正常に並ばないというような異常を起こしているものは全体の1％から2％しかありません。ですが、ハント博士の研究室で起こったことは、それが突然急上昇し、しかも常軌を逸したひどい染色体異常を起こしながら40％もの数字に達していたのです。また卵子が成熟していく過程で、染色体が異常コピーを起こす確率も上がっていきました。ハント博士も「本当に恐怖を覚えました、なぜなら私たちが見たものは一夜にして起こったことだからです」と回顧していました。

　研究者たちは徹底した調査を開始し、そして最終的に犯人を割り出します。それが BPAでした。洗剤で洗われた後のマウスが入っていたプラスチック製のケージや水入れからBPAが浸出しはじめていたのです。汚染されたケージと水入れを変えると、卵子の染色体異常の数値は正常に戻り始めました。ハント博士の研究グループはこの発見を数年間公表しませんでした。なぜなら、人の生殖事情との関係性を証明するのはかなりむずかしく、BPAと妊娠との関連性についてそれが事実だと確証を得るためにはさらなる研究が必要だったからです。ハント博士は述懐しつつ言いました。「私たち皆が日常晒されているこの化学物質には流産や先天性の異常を増やす可能性があり、実に苦慮するところです」。

　BPAが卵子の異常を引き起こす特定の原因だったと証明するために、マウスにある一定の量のBPAを与えたところ、全く同じことが起きました。数年間に渡って、一連の調査を続けたところ、ハント博士の研究グループはごく微量なBPAでさえ、卵子発育の最終ステージで減数分裂を阻害し、卵子内に染色体異常を引き

起こすことをつきとめました。そして、この発見は人間の卵子の染色体異常とも明らかに関係があること、なぜならマウスと人間という種の間に染色体分裂処理の機能はほとんど同じだからである、と発表しました。

　ハント博士の発見の後も、後続の研究者たちが引き続きどのようにしてBPAが妊娠に関与しているのかを調べ、程なくしてBPAは発育途中の卵子にだけ害があるわけではなく、慎重に生殖器系を調整するホルモンにも有害であることがさらにわかったのです。

　過去１５年間、研究につぐ研究で日常触れるようなごく微量のBPAが深刻な健康被害につながることが明らかにされました。この毒素の影響たるや広範囲にわたり、糖尿病、肥満、心臓病、そして妊娠中にBPAに晒された子供の脳や生殖器にも大きな被害のあることがわかっています。ハント博士は「私たちが行ったBPAに関する研究は、ただ私の苦慮を増しただけとも言えます」という所見を述べています。

　2008年には人の健康に対するBPAの有害性に関する初めての大々的な研究結果が発表されましたが、そこにはイアン・ラング博士とその同僚たちが疾病管理センターで1000人以上の人たちから集めたデータを分析し、BPAと糖尿病、心臓病、肝臓毒性の関連性の発見が掲載されました。

　その後、続いて別の大規模な研究によっても同じ有害性が確認され、その発見はたちまち心配の種となりました。なぜなら、BPAは広く使用されていたからです。それなら、と何社かの企業がBPAを製品から取り除きましたが、それでも未だ一般的に流通しているのが現状です。何より、私たちが日常使うものに使われており、それが一番厄介です。例えば、食品貯蔵用のプラスチック容器、缶詰の食品や缶入りの飲み物、そしてレシートに使われている紙などがそうです。

　BPAが体内に入るもっとも一般的な経路は口から、つまりBPAが浸出したパッケージに入っていた食品を食べたり飲んだりする時ですが、例えばレシートの紙など、BPAでコーティングされた製品に触ったりすると、少量でも皮膚を通って体内に取り込まれます。どちらの経路でも、体内に入ったBPAは血流に進入し、そして様々な組織に到達します。その結果、合衆国人口の９５％以上に測定可能なBPAが体内から検出されましたし、また20以上の論文審査された発表でも、世界中いたる所にいる人々の血流内で測定可能なBPAが検出されたことが報告されています。

　今や、何百もの研究が、人が日常的に曝露しているのと同じレベルで動物も害を受けている、と報告しています。いったん血液中に入ったBPAは様々な生物学的悪影響を与えますが、おそらく最も厄介なのはホルモン系に与える影響であり、相次いでエストロゲン、テストステロン、そして甲状腺ホルモンの活動を阻害することが発見されています。このように内分泌系の働きを邪魔することから、BPAは「内分泌かく乱化学物質」と呼ばれています。

　BPAが「内分泌かく乱化学物質」と呼ばれることは当然で、BPAは長らくエストロゲンに似た化学物質として知られてきたからです。元々は製薬会社がホルモン治療に使える薬品を探している中で、1936年にエストロゲンの合成物として特定されました。しかし、その後、すぐにもっと最適で強い化学物質が見つかったので、BPAはそういう目的からは外されることになりました。ですが、最初に思われていたほどBPAは弱い化学物質ではなかったのです。

　BPAがそもそも「弱いエストロゲン」と考えられてきたのは、本来のエストロゲンよりも1万倍弱い従来からあるエストロゲン受容体と結合するからでした。今現在わかっていることは、エストロゲンはいくつもの違う受容体や経路を通して機能していると

いうことですが、困ったことにBPAもそのエストロゲンが結合する他の受容体と結合し、生物化学的にエストロゲンと同じくらいの影響を与えているということなのです。そういった研究結果からも、もはやBPAは「弱い」内分泌かく乱物質とは呼べません。ホルモン系は身体全体の生物学的機能を調節するために非常にきめ細かく調整されているため、BPAのような化学物質が少しでも投与されると大きな問題を引き起こす可能性があるのです。

企業は未だBPAを使えるのか

広範にわたるBPAの危険性を指摘した研究結果に応じて、規制機関に対してBPAを禁止するよう働きかける強い公的な圧力が見られますが、ほとんど機能していないのが現状です。BPAを禁止した行政もあることにはありますが、そのほとんどが赤ちゃんの哺乳瓶など限られた品目での禁止を義務付けている程度です。赤ちゃんや小さな子供達が特にBPAの影響を受けやすいので、この動きは最初の一歩としては称賛に値しますが、とはいえまだまだ安心できる域には達していません。

　ハント博士も「私たちが消費するもの、特に食べ物や飲み物の容器に使われてるものに合成エストロゲンが入っていると知っていたら、一体どういうことになっているの、と思うでしょう？それを考えると本当に腹がたつわ」と声を荒げていました。

　学術研究者の間で、BPAが一連の健康上の危険をもたらすことは明らかに一致した見解です。BPAが有害ではないという公式政府の立場を鵜呑みにして安心していてはいけません。鉛、ポリ塩化ビフェニル（以下、PCBs）、アスベストに対する何十年にもわたる戦いで明らかなように、有害だという明らかな証拠があっても、政府がその化学物質が危険であり、使用を禁止することを認めるには、多くの場合、恐ろしく長い時間がかかります。

　そんな政府が禁止に乗り出すのを待つまでもなく、慎重になり過ぎるくらい慎重になってBPAを避ける手段を講じるかどうかはあなた次第です。もし妊娠を考えているなら、手段をこうじることはとても大切です。なぜなら、科学的に立証されていることが指し示すように、BPAは妊娠するのにとても有害で、妊娠期間中お腹の中で育つ赤ちゃんにとっても毒になるからです。

妊娠に対するBPAの影響について

ハント博士の偶然起こった実験室のマウスから得られた卵子に対するBPAの有害性に関する実験から数年後、BPAが人間の妊娠にも大きく有害な影響を与える研究結果が公になり始めました。現在、体外受精治療サイクルの最中にBPA値の高い女性は、移植できる胚が少なくなってしまい、妊娠に至る可能性が低くなることがわかっています。

　2008年に発表された研究のうちのひとつがこの件について気になる相関性を示していました。それというのは、体外受精で妊娠した女性と比べた時、妊娠しなかった女性のBPAの方が高濃度であったということです。その後、2011年から12年になるまで、不妊に直面している誰もがどうやってBPAに触れる機会を制限するかを考えなければいけないという確固とした研究結果は出てきませんでした。

　2011年に、最先端をいく研究団体と不妊治療の専門家たちがカリフォルニア大学サンフランシスコ校の生殖健康センターで体外受精治療を経験した58人の女性とその結果、そして、それとBPAとの関連性を精査した結果、BPA値の高い女性から採取した卵子は受精する可能性が低いということがわかりました。この結果は、BPAに接触すると卵子の質は低下することを体外受精治療の患者だけでなく、全ての妊娠しようとしている女性に対して強い警告となったのです。

　このようなBPAの有害性は、受精段階の前からすでに始まっています。同年、他の研究ではBPAが体外受精治療の刺激薬物に反応し、卵巣に強く影響することがわかりました。この研究で、BPA値の高い女性は普通より少ない卵子しか採取できなかった上に、エストロゲンの値も低くなっていました。実際的な面でこの研究はBPAが卵子の発育を阻害すること、そしてもし卵子の数が少ないことが原因で体外受精治療サイクルが失敗に終わったのなら、BPAがその要因のひとつかもしれないということを示したわけです。

　このBPAが体外受精サイクルを阻害するであろうという発見は、2012年にハーバード大学の公衆衛生学部でしっかりと確認されています。また、ボストンにあるマサチューセッツ・ジェネラル・ホスピタル生殖センターで行われた体外受精治療を経験した女性174人を対象にして行われた総合的な研究でも、BPA値の高い人ほど卵子の採取数量の少なさ、エストロゲン値の低さ、そして受精率の低さなどが顕著に確認されています。またBPAが平均的値を上回る人たちも移植が可能になる5日齢胚にいたる卵子の数量は少なめでした。何人かの女性たちにとって、この胚の数の減少は、妊娠するということともう一度最初から体外受精治療のサイクルのやり直しをしなければならないということとの差を意味することになりました。

　また、同じハーバードの研究者たちはBPAの有害性は卵子の数や胚の形成のみにとどまらないことも発見し、女性の体内のBPA値と胚が移植されても妊娠に至らない事との因果関係をも明らかにしています。

　移植失敗についての基本的概念は第1章で詳しく述べました。それを簡単に復習すると、自然な妊娠にしても体外受精においても、子宮に着床して妊娠にまでいたれる胚はほんの少数しかありません。移植失敗はうまく行かなかった体外受精治療サイクルの

主な原因のひとつであり、その確率は尿中のBPA値の増加とともに上がることも発見されました。女性たちのBPA値の高低間の移植率の差はあまりにも大きく、最もBPA値の高かった女性ではその25％が移植に失敗しましたが、それは同じく最も低い女性のほとんど2倍という確率でした。

　そして、BPAがある特定のグループの女性の着床率により大きな影響を与えることも確認され、特にPCOSの女性は敏感にBPAの影響を受けることもわかっています。

　ハーバード大学での研究は、BPAは卵子の質を低下させるだけでなく、胚の着床を妨げるなんらかの形で子宮周辺にも影響を与えているのではないかと推測していました。が、以前から、この「子宮受容性」の低下はBPAに曝露した動物では確認されていましたが、人ではまだ完全に解明されていません。今のところBPAが着床を妨げているのではないかと考えられる理由のひとつが、子宮を覆う細胞のホルモンシグナルの伝達が阻害されることによるものではないか、ということです。

　それに加えて、限られた研究結果ではありますが、BPAが流産にも影響するという報告もいくつかあります。日本で行われた小さな研究ですが、初期の習慣流産を経験したことのある45名の女性のBPA値を計測したところ、流産やその他、妊娠にまつわる問題のなかった健康な女性32人のそれと比較して、流産を経験したことのある女性たちの数値は健康な女性たちのなんと「3倍」にも達していたと報告されています。

　また別の最近の研究でも、BPAが流産の危険性を高める影響を与えているという報告もあります。その研究では最近妊娠したばかりの女性、妊娠するのが難しかった人、もしくは流産の経験がある人を含む114人を対象に、BPA値を測定し、それぞれの値に従って4つのグループに分け、血清中のBPAの量と流産する危険性に関連を持たせるようにしたところ、BPA値が最も高いグルー

プは最も低いグループの女性より80％も流産の危険性が増すことが確認されました。

　初期の研究以降、BPAの流産率について影響があるのかはほとんど報告がありません。ですが、受精、着床、流産という3つの結果の根底には卵子の質が関係しているのはわかっているのですから、流産というリスクが増えるのと、体外受精治療を経験した女性の受精と着床の確率にBPAが影響しているという研究結果とは一致すると言えます。特に、正常な染色体の卵子のみが受精、着床、そしてそれに続く現在進行形の妊娠に結びつくチャンスがあり、一方で染色体異常の卵子は受精も着床もそれに続く妊娠のどれに至るチャンスも少なくなる上、流産する確率も高くなると言えます。

　もしBPAが卵子の染色体異常を引き起こすのだとしたら、研究で得られた結果と全く同じに、受精、胚の生存、着床の率が低くなり、そして早期流産のリスクは高くなることが予想されます。また実際に、卵子の成熟の臨界期の間にBPAに接触すると、染色体異常が起こるという確証的な研究結果も報告されています。

　ハント博士のBPAがマウスの卵子の染色体異常を引き起こすという偶然の発見につづく数年に、動物を対象にさらなる研究が続けられ、どうやって、そしていつそれが起こるのかがはっきりと明らかにされ始めたのです。

　2008年にサンディ・レニー博士が行った実験では、少量のBPAを成熟している卵子に継続的に投与したところ、投与されていない卵子と比較すると、染色体異常を起こす確率は2倍にも登るということがわかりました。ここで起こった染色体異常は主に、染色体が卵子の中央に的確に並ばず、卵子内で散らばってしまうという異常でした。これが原因で細胞がきちんと分裂できなくなってしまうのです。

　また別の研究では、卵子が生育する過程の終わりの方がより
BPAに対して敏感だということも発見されました。着床する直前
に高濃度のBPAと接触すると、卵子のうちのいくつかの成長を完
全にストップさせてしまい、また成熟していた卵子の全部がひど
い染色体異常を起こすことがわかったのです。

　これらの研究によってBPAがどのようにしてそういう問題を生
育中の卵子に起こすのかが理解され始めています。BPAによって、
足場的な構造の小管が卵子の生育中に染色体を分けてまとめると
ころを阻害されることが明らかになっています。小管が減数分裂
のもっとも大切な役割を担っているのですから、もしそれが上手
く行かなければ、卵子の生育は完全にストップしてしまうか、も
しくはうまくいかなくて、ひどい染色体異常を起こす、という結
果に終わってしまうことになります。多くの研究がこれで少なく
ともBPAが卵子にとって毒だと立証しているのです。

　BPAが卵子の生育を阻害するという事実は体外受精治療サイク
ルで見られることの多くの説明になりますが、この話しにはもっ
と先がありそうです。なぜなら、BPAの影響たるやもっと広範囲
に及んでいるからです。

　BPAが受精するに欠かすことのできない重要なホルモンの分泌
をもかく乱することははっきりと証明されています。ホルモンは
体にいつ、何をするのかを伝達する分子で、生殖機能の活動は、
正確な濃度の様々な種類のホルモンによって調整され、そして時
間の経過とともにホルモンの濃度も変わっていきます。

　おそらく、女性が受精するのに一番重要なホルモンがエスト
ロゲンだと思います。エストロゲンは卵巣、子宮、脳、そして体
の他のパーツでも多くの役割を果たしています。例えば、エスト
ロゲンは卵巣内の卵胞が成熟するように刺激を与えるのですが、
卵胞の中には卵子が入っていて、卵胞が成熟すると中に入ってい

る卵子も成熟するので、それはとても大切なエストロゲンの役割です。卵胞の成長に欠かせないエストロゲンに限らず、十分な量のホルモンが分泌されないと卵子は成熟できなくなってしまいます。

　BPAは卵巣内でのエストロゲンの生産を抑えてしまいます。2013年に行われた研究では、BPAがエストロゲンを作るのに必要なタンパク質の生産を阻害する可能性があることが発見されました。他の多くの研究でも、BPAが卵胞内の細胞でホルモンの生産を様変わりさせてしまうことがわかっています。また、受容体に結合させようとするエストロゲンの働きを阻止して受精に悪影響を与えることも明らかになっています。つまり、端的にいうならば、BPAは様々な方法で正確に秩序を保たれたホルモン系を阻害してしまうのです。

　とはいえ、エストロゲンだけがBPAのターゲットではありません。例えばテストステロン、甲状腺ホルモン、そしてインスリンなど他、様々なホルモン系がかく乱され、それら全部が卵子の生育と受精に関係があるのです。妊娠するのに重要なホルモンのかく乱を考慮すると、BPAが卵胞の成熟を阻害したり、それが次々と死んでしまう確率が上がることも、当然のことと言えます。

BPAとPCOS（多嚢胞性卵巣症候群）

もしあなたが糖尿病だったり、多嚢胞性卵巣症候群（以下PCOS）だと診断されていたり、あるいはその両方を患っているのであれば、BPAとの接触をできるだけ少なくするのは特に有益です。PCOSとは、よく見受けられるもので、排卵に問題が起こり、妊娠するのが非常に難しくなるという症候群です。PCOSの最たる特徴は身体がちゃんとインスリンに反応しなくなることです。血流から糖質を吸収したというインスリンからの伝達に対して、筋肉と繊維の感受性が乏しく、結果として血糖値とインスリ

ンの値が高くなるのです。この状態を「インスリン抵抗性」と呼び、糖尿病の特徴でもあります。

糖尿病、あるいはPCOS、もしくはその両方に罹患している女性は卵子の質が悪く、妊娠しにくいと言われています。後のいくつかの章でまた詳しく糖尿病とPCOSに罹患している女性のための卵子の質を向上させるサプリメントや食事療養について述べますが、ここでもまたBPAが糖尿病、PCOSへの要因だと指摘した信頼できる研究結果があります。

いくつかの研究で、PCOSに罹患している女性のBPA値が著しく高かったという報告があり、またBPA値の高さは、PCOSの特徴でもあるホルモンと代謝の変化とも強く関係しているので、女性のBPA値が高ければ高いほど、インスリン抵抗性、インスリン値、テストステロン値の全てが高くなる傾向にあると言えます。

規模の大きな研究でもBPA値と糖尿病の間に強い因果関係のあることが指摘されており、例えば、中国で行われた研究では、最もBPA値の高かったグループの4分の1にあたる人のインスリン抵抗性に罹患する確率は、低かった人のほぼ2倍であったと報告されました。

これらの研究は、PCOSもしくは糖尿病のどちらにおいても、BPAがインスリン抵抗性を実際に引き起こすことまでは確認できませんでした。なぜなら、インスリン抵抗性を引き起こす食物および飲料のタイプがたまたまBPAで最も汚染された食品だった可能性も考えられたからです。ですが、BPAが体内のインスリン値に直接影響するという研究結果が相次ぎ、インスリンを分泌するすい臓の細胞に直接的に影響するという報告からそれは本当だろうという見解にいたっています。またBPAは、アディポネクチンというまた別のホルモンの分泌も抑えてしまいます。アディポネクチンの低分泌とインスリン抵抗性とは密接に結びついているのです。

　これらの発見はBPAそのものがインスリン抵抗性と結びついて、PCOSや糖尿病など広く健康に問題をもたらす一因であると同時に、それらの症状と関連して受精を妨害する一因でもあることを提言しています。

　こういったことから、PCOSや糖尿病に罹患していて、なおかつ妊娠を考えている場合、BPAは避けるべきだとする具体的な理由を最新の研究結果は明示しているわけですが、肝心なことはたとえそのような病気に罹患していなくても、妊娠したいと思う人は誰でもBPAを気にかける必要がある、ということです。何度も言いますが、その理由はBPAはホルモンの分泌をかく乱し、成熟する卵子内で染色体異常を引き起こす要因でもあり、そして卵子の数量と体外受精治療で妊娠できる確率を下げてしまうからです。

BPAの避け方

BPAを避けるのはそれほど難しいことではなく、曝露する機会を減らす方法はたくさんあります。そして、一度簡単な手順を覚えれば、体内のBPA値は急速に減少します。BPAとの接触を避けるのにもっとも適した開始時期は、妊娠しようと思っている3、4ヶ月前ですが、やり始めて早すぎる、ということは全くありません。

　まずしなければならないことは、台所からプラスチック製品をなくしてしまうことです。BPAは広くプラスチック製の食品容器、ボウルやカップの類に使われています。そしてそのプラスチックに熱い食べ物がよそわれたり、それが熱いお湯や強い洗剤で洗われたり、電子レンジの温めに使われたりすると、表面がダメージを受けて、そこからBPAがにじみ出て来ます。そのように食品がBPAに汚染されてしまうような物は捨てて、BPAフリーのプラスチック製品と入れ替えるというのは、最初の試みとしては

正しい方向に向かっていると言えますが、でも、それではまだ十分ではありません。なぜなら、BPAフリーのプラスチックも、もしかしたら別のまだ未知の有害な化学物質を含んでいるかもしれないからです。製造会社はBPAの代わりに、似たようなホルモン系をかく乱するかもしれない化学物質を自由に使うかもしれませんし、企業はその際も使用する前に安全テストをすることは一般的に義務づけられていません。

　最近の研究ですが、普通に市販されているプラスチックの食品用容器500個をテストしたところ、妊娠を妨害する可能性のある、まるでエストロゲンに似たような成分を含んだ化学物質が、その500個ほとんどから見つかったそうです。その中には、もちろん、BPAフリーと宣伝されていたものも含まれていましたが、場合によっては、そのBPAフリーとうたわれている物の方が、BPAを含んだプラスチック製品よりひどいというものもありました。

　この研究でBPAフリーのプラスチックは特に、紫外線にあたったり、電子レンジで煮たり、蒸したりする調理に使われるとダメージを受けて、そこからBPAとはまた別のエストロゲンに似た化学物質が溶け出してくる可能性が高いということがわかりました。そういうことですから、いくらBPAフリーのプラスチック容器であったとしても、食洗機は使わず、冷たい水で洗うとか、絶対に熱い食べ物や飲み物には使わないなどの注意が必要になります。BPAでわかったことの中には、プラスチック用品は一度ダメージを受けたら、そこから有害な化学物質が溶け出し、どんなに時間が経ってもずっと汚染し続けるというのがあります。それはこの章の最初でお話ししたハント博士の実験室のマウスに起こったこととまさしく同じことです。

　なので、一番良い方法は、BPAフリーのプラスチック用品ではなく、キッチンで使うものは全部、ガラス、木製、ステンレス、

そしてセラミックに変えてしまうことです。それも、材料を混ぜるボウルから貯蔵容器、計量カップなど全部変えるのが望ましく、健康と妊娠を考えるなら良い投資だと思います。一番交換しやすい物は食品用の貯蔵容器ではないでしょうか。質が良い上にお手頃価格のものが幅広くそろっていますし、色んなブランドの耐熱、耐冷容器、そして急激な温度変化でも割れないガラス容器が売られています。それに、ガラス容器はプラスチックのように臭いも色もつきませんし、プラスチックよりも長持ちします。ガラス容器にはプラスチック製の蓋がついてきますが、それが直接食品に触れることは少ないので、そこまで心配する必要もありません。

　食品がBPAに触れる別のルートは、レストランなどで使われるテイクアウト用のプラスチックの容器です。もし、定期的にプラスチックの容器に入った食べ物をテイクアウトしているのなら、気をつけた方がいいです。そして、何か代替え品を探した方がいいでしょう。これも、しょっちゅう外食をする人の方がより高いBPA値が検出されたという研究結果が報告されています。多分、レストランなどはそれほど缶やプラスチックに含まれるBPAに対して気をつけていないからだと思われます。こういった理由からも、食事はできるだけ家で新鮮な材料を使って調理されるのが望ましいと思います。

　BPAを減らすのにもうひとつ気をつけたいのは、缶詰です。BPAはよく缶詰の蓋をする工程で使われるのですが、そこから溶け出して食べ物を汚染してしまうのです。特に酸の強い食品、トマトや果物などの缶詰のBPA値が顕著です。日本では、もう何年も缶詰製造企業はBPA値の低い缶詰を作っていますが、そんな日本でも、外国から輸入される缶詰は相変わらず高いBPA値のままです。ですから、できるだけ缶詰は使わず、生、乾物、冷凍、もしくは瓶詰めのものに変えていくことが一番だと思います。

　ですが、ほとんどの国で、人がBPAに接触する主な原因となっているのがレシートやチケットなどに使われている感熱紙です。日本では、2001年に感熱紙の使用は禁止されましたが、でも、その代わりに似たような化学物質が今現在は使われており、その代替え物質の安全性は未確認のままです。ですから、レシートを素手で触るのはできるだけ少なくし、そして、食事の前であるなら特に、触ったあとは念入りに手を洗って下さい。

　BPAを避けるにはそれ相当の努力がいりますが、妊娠に関わる健康におよぶであろう影響を考えると、それだけの価値があります。ですが、それは暮らしの中からBPAを取り除くことに執着しなさい、という意味ではありません。というのは、BPAだけが不妊の原因ではないですし、不妊症を改善するというのはBPAを避けるだけで解決するほど簡単なことでないからです。ですが、BPAとの接触を減らすというのは、もし今現在、BPA値が高いのであれば尚のこと、それを下げる助けとなる良い方法と言えるでしょう。

　日々BPAのことを心配する代わりに、やがては暮らしを大きく変えるシンプルで簡単な習慣を作る方がずっと良いと思います。もしPCOSに罹患していたり、習慣流産を経験していたり、または体外受精治療サイクルに失敗していたならば、特に注意する必要があるでしょう。ですが、そうでなければ当面の目標はBPAの値を平均以下にしっかりと下げることだけです。それがしっかりと出来ていれば、BPA値がとても低くなるまで曝露する機会を少なくするよりも大切なことは体内のBPA値が高くないことを確認することだけなので、これで十分なはずです。

妊娠中のBPAとの接触

興味深いことですが、妊娠したからBPAを避けるのも終わり、とはなりません。なぜなら、赤ちゃんの健康にとっても、引き続き

これはとても重要なことだからです。研究者たちは発育中の胎児はとくにBPAの毒素からの影響に対して無防備な状態なのではないかと長らく推測していましたが、その予測通り、BPAは胎盤を通り抜けて、お母さんの血流から赤ちゃんの体内に入ることが明らかにされました。そして妊娠中の羊水と胎児の両方からBPAが確認されたのです。事実、胎児は妊娠しているお母さんよりもっと高濃度のBPAに曝露しているかもしれないと言われています。なぜなら、子宮の中ではBPAを無害な化合物に代謝できないからです。

　たくさんの研究結果が妊娠中のBPAとの接触と長期にわたる健康上の影響、特に脳の生育と生殖系についての因果関係を提示しています。その中のある研究では、出産前のBPA接触と幼い子供の行動障害に関連性が認められました。妊娠中に一体どんな危険をBPAがもたらすのか、まだ完全にはわかっていないのが実状ですが、BPAとの接触をできるだけ少なくする習慣を身につけておくことは、妊娠するのに必要な健康を守ることと、妊娠しているなら特に赤ちゃんの健康を守るというふたつの利益をもたらします。

アクションステップ
ベーシック、インターミディエイト、アドバンスのプラン

- いずれ妊娠した時のためにBPAとの接触を減らし始めるのに、早すぎるということは決してありません。今から始めましょう。

- BPAとの接触はこうやって減らします：
  › 缶詰の食品、特に日本以外の国から輸入した缶詰は避ける。

> › プラスチックのキッチン用品をガラスに替える。

> › もしプラスチック用品を使ったら（たとえそれ
> が「BPAフリー」でも）、食洗機は使わず手で洗
> い、そして熱い飲み物や食べ物には使わない、ま
> た電子レンジにも使わない

> › 紙のレシートはなるだけ触らないようにし、もし
> 触ってしまったら必ずよく手を洗う。

- 妊娠してもお腹の中の赤ちゃんを守るために、先
 述のステップを続けてBPAになるだけ触れないよ
 うにします。

第3章

フタル酸エステル類と
その他の毒素

残念なことに、BPAは妊娠力に影響を与える内分泌かく乱物質の単なる一例にすぎません。別の毒素で、卵子の質を落とし、妊娠を妨げるものとして、フタル酸エステル類という名で知られている化学物質群があります。

　フタル酸エステル類はソフトプラスチック、ビニール、洗剤類、マニュキュア、香水などに広く使われており、BPAと同様にこれも妊娠に大きく関わるホルモンの活動を妨げる可能性をはらんでいます。ですが、フタル酸エステル類が家庭のどこに潜んでいるのか、安全な代替え品の選び方などを知ることによって、この妊娠に対する脅威から身を守り、そうすることによって妊娠し、健康な赤ちゃんを産む可能性を高めることができます。

あちらこちらに存在するフタル酸エステル類

何十年もの間、フタル酸エステル類が体内のホルモン値と活動の度合を変えることは研究者間では周知の事実でした。それが今やフタル酸エステル類は生殖に危機をもたらす毒素だと欧州連合内

で公式に認められ、アメリカ合衆国政府もつい最近になってフタル酸エステル類が内分泌かく乱物質だと認定しました。

　1999年には、この毒素が健康に与える悪影響を明示した研究結果から、フタル酸エステル類の内、数種の化学物質を子供のおもちゃに使うことがヨーロッパで禁止され、アメリカ合衆国でも2008年に禁止となり、続いて似たような禁止事項が日本、カナダ、オーストラリアでも採択されました。1999年に行った欧州委員会はこのフタル酸エステル類の禁止は以下のことを意図して行われたと声明の中で明言しました。「私たちの中で最も若く、最も無防備な人々を守るために（フタル酸エステル類の使用を）禁止します。それが重大な危険を私たちの健康にもたらすのだという科学的な根拠を受けてのことです」。

　では、フタル酸エステル類がそれほどまでに私たちの健康に悪影響があるのなら、どうしておもちゃ以外の物からもそれを排除しようとする運動は起こらないのでしょうか。赤ちゃんや小さな子供たちにとってフタル酸エステル類が毒だということが疑いようのない事実なら、妊娠前や妊娠中に毒素に曝露してしまう可能性に対してどうしてこうも無頓着でいられるのでしょうか。

　この分野の研究で有名なシャナ・スワン博士はこう言っています。

　「子供のおもちゃからフタル酸エステル類を取り除くこと。それはとても大切なことだと思います…。ですが、私は妊娠している女性が使っている製品からフタル酸エステル類を除去するお金を使ってまで子供のおもちゃからそれを除去しようとは思いません。なぜなら、妊娠している女性こそがフタル酸エステル類の最も決定的な標的だと言えるからです」。

　現行の規制では全く十分でないことは明らかです。生物学的に活性型フタル酸エステル類が95％の妊娠中の女性から検出されていますが、しかし、これは想定内の結果でもあります。なぜ

なら、フタル酸エステル類は柔軟剤から食品容器、そして香水までありとあらゆる物に使われているからです。その結果として、この化学物質はアメリカ、ヨーロッパ、アジアを問わず、テストを受けた人たちのほとんどの血流から検出されているのです。

高濃度なこの化学物質が胎児の生育にネガティブな影響を与えるという確証とも言える研究結果を鑑みると、ほとんどの女性が妊娠中にフタル酸エステル類に曝露しているという実状は大きな懸念だと言えます。妊娠中に胎児が受けるかもしれないネガティブな影響は、妊娠していない今のうちに家庭内からフタル酸エステル類を取り除く作業を始める良い動機になります。それが結果的に赤ちゃんを守ることにも繋がりますし、また体内の高フタル酸エステル値は卵子の質を低下させて、妊娠がしにくくなるという研究報告も明らかになってきているので尚更だと言えます。

フタル酸エステル類と生殖能力

とは言え、フタル酸エステル類が受精に与える明確な悪影響ということになると不明な点が多いというのが実状でもあり、そのせいで妊娠を考え始めた時からフタル酸エステル類をできるだけ取り除いて身を守る必要性の有無が実証されていないではないか、と議論の的になっています。かと言ってフタル酸エステル類が安全だとする確証もありません。どちらにしろ、確証が少ないというのが厄介ですが、私たちの健康や生殖能力に対するフタル酸エステル類の影響のこととなると、目下のところ私たち人間は集団でそれとは知らずに壮大な人体実験に参加しているようなものです。

生殖能力に関するフタル酸エステルの影響に関する最近の研究から得られる結果は個人的な小さな研究がその基本となっています。人の生殖能力に関するはっきりとした影響を証明するために必要な広範にわたる臨床研究というよりもむしろ、そのひとつ

ひとつが小さな要素についてそれぞれに成果を挙げているような具合です。ですが、それらがひとつに合わさった時に、フタル酸エステル類が心配の種であるというイメージを想起させます。

フタル酸エステル類が生殖能力に影響を与えうるというイメージが浮かび上がった最初の研究では、大量のフタル酸エステル類が実験動物の生殖能力を阻害することがわかりました。最も早い時期に行われたその研究によると、ある特定のフタル酸エステル類を高濃度に投与されたマウスの排卵が造作なく止まってしまったことが報告されました。この研究に使われたフタル酸エステル類はDEHPと呼ばれるもので、柔らかく、たわみやすいプラスチックに普通に見受けられるタイプのものです。そういった事から、この結果はかなり不穏なものと言えます。

この初期の動物実験の結果は徐々に広がり、様々な違うタイプのフタル酸エステル類が、たとえごく少量であっても人間の生殖系にネガティブな影響を与えるということが明らかになりました。多くの動物実験の結果から、基本的な生物学的変化が人間の体内でも起こり得るだろうということも明らかにされました。その変化というのは、もし妊娠したいと思っている女性にとっては残念なニュースとしか言いようがありません。

ほとんどのフタル酸エステル類の悪影響に関する研究は男性の生殖能力に対して行われたものですが、その中でも20年前に行われたある研究で、フタル酸エステル類が生まれたばかりのオスのマウスの睾丸に悪影響を及ぼしていることがわかりました。このマウスを対象に行われた初期の研究が引き金となり、人間に対する研究もいくつか行われました。それらの研究でフタル酸エステル類は、たとえ低濃度であっても、男性の精子の質を著しく落とすという実のある結果が報告されています。

フタル酸エステル類は様々な形で精子に悪影響を与えることがあるのですが、最も明示的な結果としては、フタル酸がホルモ

ンの値を変化させ、また酸化ストレスを引き起こしてその質を低下させるというものがあります。このように、長く精子がフタル酸エステル類の研究の注目の的になっていた中、女性の生殖能力に対する影響は除外視されていたわけですが、この頃の研究でやっとフタル酸エステール類は精子を傷つけるのとほとんど同じ形で、卵子の生育をも妨げるという研究結果が提示されています。

フタル酸エステル類に曝露すると 卵子に起こること

自然に妊娠するか、体外受精で妊娠するかに関わらず、卵胞の成熟能力とその中で適切に成熟しようとする卵子の能力は受精の要です。正常な排卵周期の場合、ひとつの卵胞が完全に成熟すると、中に入っている卵子が卵胞から飛び出していきます。それを排卵と呼びます。上手くいく体外受精治療サイクルの場合、薬で一度に1ダース以上の卵子を成熟させます。

　そんなプロセスを考える時、残念なことですが、動物実験は一貫してフタル酸エステル類が卵胞の成熟を大きく阻害するという結果を出し続けています。理由の一端は、動物でも人でも同じに卵胞と卵子の成熟に欠かせない主要となるホルモンのひとつがエストロゲンなのですが、フタル酸エステル類がその分泌を阻害してしまうことにあります。

　フタル酸エステル類が人の卵胞でエストロゲンの分泌を抑えることを最初に発見したのは、体外受精治療をしている女性たちの卵子周辺の細胞を研究していたドイツの研究チームでした。体外受精治療で採取された実際の卵子は貴重すぎて実際には使えませんでしたが、サイクルで残った卵子で実験を敢行しました。その残った卵子の周囲は自然に細胞の層で囲まれているのですが、この研究チームは、MEHPと呼ばれる何種類もの濃縮されたフタ

ル酸エステル類の中でそれらの細胞を培養したのです。ちなみ
に、このMEHPというのは、プラスチックの中などに含まれる前
出のDEHP（遍在性フタル酸エステル）に接した後、体内で生成
される化合物のことです。さて、その結果は、フタル酸エステル
類は卵胞の細胞付近でエストロゲンの分泌を抑制するというもの
でした。つまり、それというのは卵胞の成長をも抑制すると予想
される結果だったのです。

　また複数の実験で、卵子の成熟期にフタル酸エステル類に触
れると著しく卵子の成熟と受精能力が妨害されることが明らかに
なりました。ほかの研究では、卵子の成熟に与えるフタル酸エス
テル類の影響は少なくとも細胞分裂の活性力低下の一端に関係し
ているという指摘もあります。具体的には、フタル酸エステル類
は卵子成熟に絶対不可欠な減数分裂や細胞分裂に影響するらしい
という意味です。

　しかしながら、フタル酸エステル類の影響は卵子が適切に成
熟する能力を阻害することだけでは終わりません。妊娠前の受精
の次に重要なステップ、それは胚の生存ですが、それにも影響を
与えるのです。これは体外受精治療を受けている患者にとっては
軽視できないことです。つまり受精した後、5日間の細胞分裂の
のち、子宮に着床するに不可欠な胚盤胞に至ることができない、
という意味だからです。残念ながらこれはそれほど珍しいことで
はなく、体外受精治療のサイクルで、多くの受精卵が最初の5日
間を生き残れないというのは一般的であり、子宮に移植される前
にだめになってしまいます。胚の生存自体は、また、それが自然
妊娠であっても重要な問題です。

　研究室内で動物の卵子と胚をフタル酸エステル類に曝露させ
たところ、胚の生存率に悪影響が及ぶのが明らかに見てとれまし
た。胞胚期まで生き残れる胚は少なく、フタル酸エステル類の濃
度が高いケースで生き残った胚はありませんでした。ですが、こ

の研究はまだまだ導入部分の域を出ず、果たして人が日常生活で受ける通常の曝露量で、人間の卵子と胚に研究室内で起こったことが同じように起こるのかは未だわかっていません。

　はっきりとわかっていることは、フタル酸エステル類と不妊症との間に生物学的な関連性があるということです。具体的には、人に対して行われた調査で、フタル酸エステル類への曝露と体内の酸化ストレスの増加との間に密接な関連性のあることが明らかになっているのです。

　酸化ストレスとは、一般的にフリーラジカル、または酸化剤として知られている活性酸素分子を細胞が自分で処理できる以上に生成してしまうことによって発生します。普通、細胞内の抗酸化物質がこれら反応性分子を抑制しているのですが、それができなかった時、その反応性分子が細胞に損傷を与えることがあります。　この状態を酸化ストレスといいます。

　酸化ストレスは卵胞を次々と死に追いやり、年齢による生殖能力の低下、子宮内膜症、そして原因不明の不妊症との関連性も指摘されています。複数の研究でフタル酸エステル類への曝露が成熟中の卵子内で酸化ストレスの要因となり、それが原因で不妊症を発する可能性が明らかにされています。

　フタル酸エステル類と酸化ストレスに関する人を対象にした最も大きな研究で、合衆国内の約1万人を8年間追跡したデータによると、数種の高濃度フタル酸エステル類が体内から検出された人は、より高い確率で炎症と酸化ストレスを起こす傾向にあることがわかっています。

　この手の大々的な、人を対象にした研究では、因果関係ではなく、その関連性のみが立証されます。ですがここにきてものを言うのが卵子を含む様々な細胞でフタル酸エステル類が酸化ストレスを引き起こすということを分子レベルで明らかにした動物実験です。

　そういった実験で、フタル酸エステル類が抗酸化酵素の働きを妨害することによって酸化ストレスが発生するということが明らかになりました。その酵素というのは酸化によるダメージから細胞を守る防衛システムの一種です。

　初期の研究で、DEHPのようなフタル酸エステル類が特に肝臓内や精子を製造する細胞内で抗酸化酵素の活動を変化させてしまい、それが原因で酸化ストレスを引き起こすことがわかっていましたが、2011年に行われた研究で、それと同じことが成熟中の卵子でも起こることがわかりました。つまり、少なくとも、酸化ストレスはフタル酸エステル類が引き起こす害のひとつであることを示していると言えます。つまり言いかえるなら、フタル酸エステル類が卵子の自然な抗酸化防衛システムの働きを低下させているのです。

　これらすべての研究結果から予想されたこと、つまりフタル酸エステル類は体外受精治療の結果に影響を与えるだろうという推測が、2016年、ついに実証されます。ハーバード大学の研究所が行った体外受精治療を受けている250名の女性を対象に行った研究によると、高濃度のDEHPが体内から検出された女性は少量の卵子しか採取できず、妊娠に至る確率は著しく低かったということです。DEHPの濃度が低かった女性と比べると、高濃度の女性が出産にいたる確率は20％も低いと報告されています。

　また、フタル酸エステル類との接触は子宮内膜症に罹患する危険性が高まることとも関わっていることがわかりました。子宮内膜症は、子宮内膜の細胞がそこから骨盤内の他の場所にも生育し、それが原因で痛みおよび不妊症を引き起こす病気です。ですが、同時に未だよく理解されていない病気でもあります。

　子宮内膜症がどうして起こるのかは未だよくわかっていないものの、専門の研究者たちはフタル酸エステル類が、その要因だと推測されるもののひとつであることを予測しています。なぜな

ら子宮内膜症を研究した大多数の研究結果が、子宮内膜症を患っている女性から検出されるフタル酸エステル類の値はそれを患っていない女性よりもはるかに高いことを示しているからです。ユタ大学の国立衛生研究所とその他複数の研究所が行った大きな研究のひとつで、４００人以上の女性を対象にフタル酸エステル類の数値を分析したところ、子宮内膜症を患っている女性から６種類のフタル酸エステル類化合物が高濃度で検出されました。この研究結果から、高濃度のフタル酸エステル類は子宮内膜症に罹患する確率を実に２倍にも押し上げるということが明らかになったのです。

　ですが、フタル酸エステル類に曝露する機会を減らせば子宮内膜症の症状が改善されたり予防できるという意味では決してありません。そう言ってしまうには、まだまだわからないことが多いのが実状ですが、フタル酸エステル類と子宮内膜症の間には何らかの関連性があるとする研究結果は、まだ明らかではない方法でフタル酸エステル類が生殖システムに影響を与えるという全女性に向けた警告の様相を呈していると言えます。

流産

フタル酸エステル類が生殖能力にとって有害かもしれないことを示したもうひとつのパズルピースがあります。2012年に公表された小さな研究の論文ですが、ある種のフタル酸エステル類が妊娠前に高濃度で検出された女性は流産する確率がより高いことを指摘したものです。この研究では妊娠しようとしていた女性を半年間以上続けて経過観察したもので、フタル酸エステル類のMEHP値と妊娠ホルモンのHCG値をその期間、毎月決まった日に検査しました。HCGを毎月検査することで、女性自身が妊娠に気づく前に起こるものも含めてかなり初期の流産でさえ検出されるからです。

そこでわかったことは、妊娠前の高濃度のMEHPと流産の高確率には関連性があるということです。これもまた予備研究のようなものですが、フタル酸エステル類に注意を払うべきだとする理由をさらに強めたものだと言えます。

妊娠中のフタル酸エステル類

フタル酸エステル類と女性の生殖能力に関する研究は今始まったばかりですが、生まれる前の赤ちゃんは特にフタル酸エステル類の悪影響に対して無防備だとするもっとはっきりとした研究結果が報告されています。

妊娠中、成長している胎児にフタル酸エステル類がどのように害を及ぼすのかを調査した研究が３つの気になる傾向を明らかにしました。ひとつ目は未熟児との関連、次に男の赤ちゃんの生殖系に対する影響、そして３つ目が幼少期における脳の発達と行動の変化です

いくつかの研究では、妊娠中にフタル酸エステルに曝露することと早産との関わりが明らかにされています。ある研究で、妊娠後期にフタル酸エステル類の体内濃度の比較をしたところ、ちゃんと予定日前後に出産できた人よりも、早産した人の方がより高い数値であったことがわかりました。

フタル酸エステル類と早産との関連性を示すひとつの仮説として、フタル酸エステル類が早産に結びつく何らかの炎症を体内で起こすのではないか、というものが立てられていますし、また、これも仮説の域を出ないものではありますが、それでも卵巣内で内分泌をかく乱することで知られているフタル酸エステル類が、子宮内のエストロゲンとプロゲテロンの分泌を低下させているのではないかとも言われています。

別の厄介な問題は男の子たちの「男性性の微消失」としばしば言われるものです。この研究分野の先駆者であるニューヨーク

予防医学学会のシャナ・スワン教授が2005年と2008年の二度に渡って発表したその研究結果たるや革新的なもので、ある種のフタル酸エステル類が妊娠中に高濃度で検出された女性が生んだ男の子には生殖系に問題のあるケースが多いことがわかりました。

その数年前には多くの研究者が妊娠中のマウスを使った実験で似たような結果が得られたことを発表しており、マウスに見られたこの特徴的な変化はまとめて「フタル酸塩症候群」として知られるようになっていました。この症候群には停留精巣やその他いくつか特定の生殖器の奇形が含まれています。このように、フタル酸塩症候群は大きな懸念事項ではあった一方で、この化学物質に曝露した人に対する影響についての実際的な意味合いについては誰もわかっていませんでした。

そこには淡い望みがあり、フタル酸塩症候群は高濃度のフタル酸エステル類に曝露することでのみ発症し、そのような状況にあるのは実験用動物に限られているではないかと考えられていたわけです。ですが、そんな淡い望みもスワン博士の確実に人にも同じ結果がもたらされ、そして多くの女性がそれくらい高濃度のフタル酸エステル類に曝露しているという研究結果によって、打ち砕かれることになりました。スワン博士の研究結果は彼女も言う所の「初めて出産前のフタル酸エステル類への曝露と胎児の生殖発育との関連性を明らか」にしたものでした。

フタル酸エステル類が男性の生殖発達をどのように妨害するのかという研究では、妊娠中、男の子が胎児でいる間に生産されるテストステロンをそれが抑制するのが原因ではないかというところで研究者たちの意見は一致をみているようです。多くの動物実験でフタル酸エステル類がオスの胎児のテストステロン生産を抑制しており、そのテストステロンはその生殖系の発育に欠かせないものだという結果を得ているからです。

　また他の研究グループの多くも妊娠中にフタル酸エステル類に曝露すると、その赤ちゃんや子供の脳の発育と行動を変化させてしまうことを発表しています。例えば、319人の妊婦を対象にしたごく最近の研究では、各妊婦のフタル酸エステル類の値を検出し、そして3年後にその子供たちの精神的発育と運動神経を調べ、問題行動があった場合はそれを記録していきました。

　結果は当惑を誘うものでした。それは、高い値が検出された母親から生まれた子供は、精神、運動、行動能力全てにおいて著しく劣っていることが明らかになったためでした。

　この研究結果は残念ながら新しいものではありません。他の多くの研究がずっと以前から同じ結果を報告しています。そして、この分野の研究者たちは皆、この脳の発育における影響はフタル酸エステル類が甲状腺ホルモンをかく乱させるためではないかと推測しています。この理論はフタル酸エステル類が甲状腺機能を阻害し、また妊娠期間を含めて甲状腺が脳の発育に重要な役割を果たしていることを示す絶え間ない研究によって裏打ちされているものです。

　またフタル酸エステル類が子供のアレルギーと皮膚炎にも影響していることがわかりました。明らかにフタル酸エステル類を含むプラスチックでできた床などの家に住むことと小児喘息に罹患する危険性が高くなることとの間に関連性があることもわかっています。赤ちゃんは特に、プラスチックのおもちゃを嚙んだりしますし、またシャンプーやローションという赤ちゃんケア用品のせいで、ある種の高濃度のフタル酸エステル類に曝露していると考えられます。

　研究では、母親が赤ちゃん用品（例えばシャンプー、ローション、ベビーパウダーなど）をよく使う場合、赤ちゃんの体からより高濃度のフタル酸エステル類が検出されます。

　幸い、卵子、胎児の発育、新生児に対してフタル酸エステル

類を遠ざけることは可能です。家庭からも私たちの体からも簡単なことを実行するだけでその化学物質の濃度を減らしていくことができます。

フタル酸エステル類曝露を減らす

フタル酸エステル類を取り除くために、まずはお風呂場から取りかかりましょう。化粧品やヘアスプレー、ローション、香水、マニキュアなどはとても高い値でフタル酸エステル類を含んでいます。この化学物質は肌や呼吸によって体の中に入ってきますので、ローションやヘアスプレーなどは要注意というわけです。実際、ほとんどの香水がこれを含有していますので、結果的に男性よりも女性の方が一般的に検出される値が高くなるのも頷けるというものです。

　マニュキュアは他の化粧品よりも、より高濃度のフタル酸エステル類を含有していることがあります。これだけでも、妊娠前からマニキュアをやめておく十分な理由と言えますが、それだけではなく、他にもホルムアルデヒドやトルエンなど、同じ様に妊娠しにくくなることと関連性があると言われている化学物質も含んでいます。世界中で行わている様々な研究が、ネイルサロン、病院や研究室といった勤務場所でホルムアルデヒドに曝露する女性は、普通の2倍もの確率で流産するという結果を発表しています。

　アメリカのマニキュアを生産している主な企業は、最近、このホルムアルデヒド、トルエン、そしてフタル酸エステル類のひとつであるDBPの「毒素トリオ」を不使用とすることを決め、新しく「スリーフリー」という銘柄で発売を始めました。ですが、2012年に行われたカリフォルニア州環境庁の調べによると、この安全なはずの「スリーフリー」マニュキュアにはまだ1種類以上、危険性の高い化学物質が高濃度で含まれていることもあるということです。

　「フタル酸エステル類フリー」と書かれているマニュキュアを買うのは普通のものを買うよりも安全な選択だとは思いますが、結局は製造側のいうことから疑念は拭いきれません。なので、従来型のマニュキュアがやめられない場合は、ぬっている間換気を十分にすると危険を最低限に抑えることができるかもしれません。

　またフタル酸エステル類が原材料に含まれているローションや化粧品を見かけることがあると思います。ですが、使われているのに原材料に書かれていない商品もあります。なぜなら、企業は香料の原材料をいちいち明記することを義務づけられていないからなのですが、ということは、リストの中に「香料」とあればそれはもうフタル酸エステル類を含んでいると考えてほぼ間違いありません。

　日常的に香水をつける行為もフタル酸エステル類を体の中に取り込む可能性の高い行為です。香水を日常的につける女性の体から検出されるフタル酸エステル類の値は、そうでない女性の約２倍にも達しているという研究結果もあります。また香水はアレルギーやホルモンのかく乱を起こすかもしれない化学物質のカクテルの様なもので、そのほとんどが安全性を確認されていません。もし香水がどうしても必要だというのなら、自然な原材料で調合された香水やエッセンシャルオイルで香りづけされたローションに変えることをおすすめします。

　次にフタル酸エステル類を取り除くために注意を向けたいのが、ビニールと呼ばれている柔かいプラスチック、つまりポリ塩化ビニル（以下、PVC）で作られたもの全般です。このタイプのプラスチックはシャワーカーテン、レインコート、ヨガマット、学校用品、ランチョンマット、化粧ポーチと、ありとあらゆる所で使われています。実際、もしそのプラスチック製品が柔らかければ、ラベルに書かれていなくてもその製品にはフタル酸エステ

ル類が含まれていると考えられます。そういう製品からフタル酸エステル類は空気中に放たれ、そして人が呼吸でそれを吸い、あるいは食べ物の中に浸透してしまうのです。

　こんなに至る物の中に含有されいると思うと、フタル酸エステル類に触れる機会を少なくしようとするのは至難の技に思えるでしょうが、家の中で最も危険性が高いと思えるものを取り除くことから始めるのが簡単で良いかもしれません。そして徐々に時間をかけて必要だと思われるフタル酸エステル類を含有しているものを変えていくのが良いと思います。例えば、消臭スプレーやマニュキュア、そして香水を使うのをやめてみる、などです。これは特に強力な第一歩と言えるでしょう、なぜなら先にあげたものは特に毒素の強いフタル酸エステル類を含んでいるからです。

　また洗濯洗剤、柔軟剤、クリーニング用洗剤を植物由来のものや、せめて「無香料」のものと交換するだけでも効果的です。こんなに簡単なステップを踏むだけでも、フタル酸エステル類に触れる頻度は大幅に変わってきます。

　次のステップはヘアケア、スキンケア製品を無香料、または「フタル酸エステル類フリー」とラベルに明記されているものに変えると良いでしょう。(Acure Organics製のヘアケア、スキンケア用品はフタル酸エステル類が入っておらず、iherb.comからお求めいただけ、日本への発送も可能です。)

　一番に替えた方がいいスキンケア用品は、ボディローションです。なぜなら、身体中にそれを塗るわけですから、フタル酸エステル類に触れる部分も自然、広くなります。ということは、広範囲の肌から化学物質を吸収することになるからです。

　またシャワーカーテンをビニールのものからナイロン、コットン、またはポリエステル製に替えてみると良いでしょう。ヨガマットも「PVCフリー」に替えると良いです(Gajamが唯一、より安全なヨガマットを作っているメーカーです)。

　家庭の中からフタル酸エステル類を減らす次の手段は、すでに梱包された加工食品の消費を控えることです。食品もまた主要なフタル酸エステル類で身体が汚染される経路と言えます。なぜなら、この化学物質は食物連鎖の至るところに顔を出すからです。それは家畜を飼う酪農家から農薬を噴霧された野菜や果物にまでいたり、それが加工され箱詰めされ、大量生産品として市場に出回ります。日本では実際、フタル酸エステル類への過剰接触を懸念して、食品の加工や準備の際、ビニール手袋を使うことを禁止していますが、それでも食物は他の資材となっているプラスチックから汚染されているのが実状です。

　食品をフタル酸エステル類から守る絶対確実な手立てというのはありませんが、加工度の高い食品やプラスチックの資材で箱詰めされ、保存された食品を避け、できれば無農薬有機栽培の野菜や果物を選ぶのが一番いい方法だと思います。

　サンフランシスコに住んでいる５家族を対象に、数日間、フタル酸エステル類を含有していると思われるものを避けて暮らす実験が行われました。徹底的にそれと思われるものを排除し、食事についても細かく指示が出されました。それを厳格に実行したところ、この５家族のフタル酸エステル類代謝副産物が50％まで減ったとの結果が出たのです。食事は新鮮な有機栽培の材料を使って自分たちで準備をし、調理中から食べる時、そして保存する時にもプラスチックの調理器具、カトラリー、そして保存容器は使わなかったそうです。コーヒーでさえフレンチプレスのポットか陶器のドリップを使い、内側がプラスチックのコーヒーメーカーは使わないという徹底ぶりでした。毎日これだけのルールに従って、というのは実際的ではないかもしれませんが、この実験は加工食品を減らして有機栽培、有機飼料の生鮮品や肉を食べることでフタル酸エステル類の体内汚染の程度を減らし、栄養学的にもたくさんの恩恵が得られることを示していると思います。

　農薬や化学肥料なしで育てられた果物や野菜を選ぶというのは特に強力な毒素を排除する方法だと思います。なぜなら、そうすることによってフタル酸エステル類に触れる機会を少なくし、また他多くの農薬の中に見受けられる内分泌かく乱物質に接することも同時に避けることができるからです。（余談になりますが、多くの国で特定のフタル酸エステル類を農薬として使用することは禁止されていますが、それでも長い間、溶剤として農薬に使われていました。）

　もうひとつは透明なプラスチックで包装された食品を避けることです。例えば、クラムシェルやブリスターパックと言われるような包装はフタル酸エステル類を含有するPVCで作られているからです。水、ソーダ、調味料の入っているボトルはPETと呼ばれる種類のプラスチックに入って売られています。PETは理論的にはフタル酸エステル類を使わないで作られたプラスチックですが、これも研究では多くの水のボトルが瓶ボトルに比べてより高い度合いでフタル酸エステル類が検出されているということです。この原因はおそらく、プラスチックのリサイクルの途中で汚染されてしまうのではないかと考えられます。

　プラスチックで包装された食べ物を完全に避けることは難しいですが、ガラスかプラスチックかを選べるならば必ずガラスを選んだり、プラスチックに入った食べ物もその機会があれば入れ物を変えるなどしてみてください。

　ここに挙げたことはあくまでも一例で、どれくらい節制するのか、どの方法から始めるのかなどは自分のやりやすい形から始めてみてください。どのステップも為になりますし、またフタル酸エステル類だけでなく、体に悪い他の化学物質に接する機会も減らしてくれることでしょう。フタル酸エステル類を含む化粧品はパラペンのように他の危険な化学物質も含んでいますし、一方

でPVCから作られたプラスチックは鉛やカドミウムも滲出するからです。

　ハーバードで行われた最近の研究では、化粧品に一般的に使われているプロピルパラペントいう化学物質が卵巣機能低下に関連していることが明らかになりました。このように、製品からフタル酸エステル類を取り除こうと躍起になっていた化粧品会社は他の危険な化学物質をも取り除くことになりそうです。

　妊娠する前から実践するフタル酸エステル類へ曝露を最小限に止めるステップは、実際に妊娠した時には、家庭そのものからフタル酸エステル類に暴露する頻度を下げ、そして生まれる前の赤ちゃんが子宮内で成長する間、それから受ける有害性から守り、そして生まれて幼い時期を過ごす間も健やかに過ごせることでしょう。ですが、赤ちゃんを家に連れて帰る準備がまた更なるチャレンジになるものと思われます。なぜなら、ベビー用品は驚くほどにフタル酸エステル類の温床になっているからです。

　ベビーシャンプーやローションに使われている香料はフタル酸エステル類を含んでいますし、またクリブマットレス、マットレスパッド、オムツ変えパッドは健康被害があるとわかっているにも関わらず、多くの企業が防水加工をPVCで施しています。また多くの企業が赤ちゃん服、シーツ、ブランケットを梱包するプラスチックにPVCを使っており、それが原因でその化学物質がファブリックに滲出し、汚染されているのです。

　フタル酸エステル類が子供のおもちゃでは禁止されているのに、どうして赤ちゃん製品には広く使われているのかがわかりません。すぐに規定が改正されることを祈るばかりです。

　世界はたくさんの、そして様々な毒素であふれていますが、一般的にそれらがどのように妊娠に影響するのかはほとんどわかっていません。はっきりしていることは、BPAとフタル酸エステル類がホルモンの分泌をかく乱し、そのせいで妊娠しにくくな

り、また小さな子供の成長にも影響を及ぼすということです。残念なことに、私たちのそばにある他の多くの毒素も同じように影響を及ぼす可能性があります。ですが、それがどのようにして妊娠するか否かに影響するのかの研究は今、始まったばかりに過ぎません。

　特に注意深く、なるだけホルモンの分泌をかく乱する物質を避けたいと思うならば、アメリカのあるNPO団体が作った内分泌かく乱物質のリスト、『危険な12化学物質』に載っているものから排除するのが一番かもしれません。BPAとフタル酸エステル類に加えて、このリストには他に10の一般的によく使われている毒素が入っており、それを避ける驚くほど簡単な方法が書かれています。以下がそのリストです。

<u>ダイオキシン</u>：低脂肪の肉と乳製品を選び、バターの代わりにオリーブオイルを使う。

<u>アトラジン</u>：無農薬有機栽培の果物と野菜を買い、アトラジンを取り除くと明記されたフィルターを使って水を濾過する。（Environment Working Groupの濾過フィルター購入ガイドを参照してください。）

<u>過塩素酸塩</u>：避けるのは難しいが、コウ素添加の塩を使うなどして食事の際に十分なヨウ素を摂取することで甲状腺ホルモンへの影響を最小限に食い止めることができる。

<u>難燃剤</u>：HEPEフィルターのついた空気清浄機で空気を入れ替え、同じフィルターのついた掃除機で定期的に掃除をする。

<u>鉛</u>：鉛をとる水のフィルターを買い、靴は玄関先で脱ぐ。

<u>ヒ素</u>：ヒ素を取り除くと明記されたフィルターで水を濾過する。

<u>水銀</u>：水銀蓄積度の低い魚を選ぶ。あと落として壊れると気化した水銀が空気中に放たれるので、コンパクト蛍光灯は買わない。

<u>過フッ素化学物質</u>：フッ素加工のフライパンではなく、ステンレスや鉄製の鍋やフライパンを使う。

<u>有機リン酸系農薬</u>：可能な限り無農薬有機野菜や果物を買う。もしくは、パイナップル、マンゴー、キウイ、とうもろこし、キャベツ、アボガドなど、保護性の高い外皮のある野菜や果物を選ぶ。

<u>グリコールエーテル類</u>：化学薬品を使った洗剤を避け、天然成分の洗剤を使う。

　さらに、第四級アンモニウムと呼ばれる一連の化学物質グループが妊娠に深刻な脅威をもたらし、劇的に先天性欠損症のリスクを高めるものとして新しく浮かび上がってきています。この物質は多くの殺虫剤スプレーやウェットティッシュに使われており、第4級アンモニウム化合物の危険性にはやっと光が当たったばかりという状況の一方で、この分野の研究は、安全性の確認されない化学物質を含んだ従来の製品を使い続けるよりも、天然成分で毒性の少ないものを使うようにさらに強調しています。

　スワン博士は言っています。

　「思うに、環境化学物質の有害性について多くのデータが揃い、その影響によって、精子の数が減少し、妊娠する絶好のタイミングも狂い、初期流産も増えることが明らかになっています。それでも研究はまだ必要でしょうか？もちろん、必要です。ですが、何か対処するに十分な情報は与えられている。私はそう思っています」。

アクションステップ
ベーシック、インターミディエイト、アドバンスプラン

- ヘアケア、スキンケア用品をできれば無香料、少なくともフタル酸エステル類フリーとラベルに書かれているものに替える。

- 香水、ヘアスプレー、マニキュアを使わない

- 掃除用の洗剤、洗濯洗剤を植物由来、無香料、もしくはフタル酸エステル類フリーに替える。

- 家中を見渡して、ビニールやPVCでできた柔軟性に富んだプラスチックがあれば、それを他の代替え品と入れ替える。

- 新鮮で加工されていない食品を選び、プラスチックに触れているもの、触れさせることとともに極力避ける。

第4章

妊娠を邪魔する
意外な要因

なかなか妊娠できなかったり、反復および習慣流産を経験したことがあるなら、よく見落とされているのが、ビタミンD欠乏症、不活動甲状腺疾患、およびセリアック病です。これらのいずれかに該当していないかどうか、担当医に検査してもらうよう依頼すると良いでしょう。全ての医師が要望される前にこれらの検査を受けるよう促すわけではないのですが、本来はそうしても良いくらいにこれら3つの疾患は強く不妊や流産に結びついています。ですが、簡単に治療することが可能な疾患でもあります。不妊治療プランの中に、この要因の内ひとつでも見落としがあり、そしてそれが改善されるなら、妊娠の確率はぐんと上がることでしょう。

意外な要因1：ビタミンD不足

過去10年間で、ビタミンDは研究の現場でも興味深い対象となってきました。今では、ビタミンDの摂取不足は糖尿病、ガン、肥満、多発性硬化症、関節炎などを含む様々な病気の原因と考えら

れています。ビタミンDの役割と不妊の関連性についての研究は
まだ始まったばかりで、やや矛盾な点なども見られるのですが、
ビタミンDの不足が不妊と関連しているとした研究結果も示され
ています。

　その中で最も説得力があるのが2012年に発表された研究で、
カリフォルニア州のある研究機関がビタミンDの摂取量を体外受
精治療経験者200人を対象に測定したところ、グループ内の白
人女性に限って、ビタミンD摂取量が高い人は不足している人の
「4倍」も妊娠する確率の高いことが報告されました。この傾向
はアジア系の女性には見られなかったのですが、研究の規模が小
さいせいもあると思われます。

　妊娠成功率の高さとビタミンDの十分な摂取との関連性はそれ
以前にトルコで行われた似たような研究でも見られました。ビ
タミンDを十分に摂取している女性のグループでは、その47％
が妊娠しましたが、ビタミンD不足のグループでの妊娠成功率は
たったの20％でした。もう少し最近の体外受精を対象にした研
究では、ビタミンDを十分に摂取している女性は受精率、着床率
ともに高い成功率を示したことが報告されています。

　未だビタミンDがどのように妊娠、つまり受精に関わっている
のかはわかっていませんが、それでもビタミンDがより妊娠しや
すい状況に子宮を満たすのではないかという推論が立てられてい
ます。またビタミンDが生殖に関与するものも含んだホルモンを
生産していることを示す研究結果も出ています。特に、ビタミン
Dの欠乏がエストロゲン系をかく乱し、また卵胞の成長に関わっ
ている抗ミュラー管ホルモン（AMH）の生産を減少させること
に関与しているのではないかとも考えられています。また他にも
卵巣や子宮の細胞内にビタミンDに特化した受容体があることも
発見され、それもビタミンDが妊娠に良いとされる理由のひとつ
になっています。

　今現在ビタミンDが不足しているのなら、ビタミンDのサプリメントを摂取することだけが唯一妊娠しやすくなる可能性になりえます。ですがビタミンDの摂取不足は驚くほどよくあることなのです。特に、寒い気候の人ほどそれが顕著になります。冬の間の日本人女性の約60％がビタミンD不足だという見立てもあるほどです。その理由は、ビタミンDは食物（特に魚介類）から摂ることもできますが、食物摂取ではとても必要量には満たず、その摂取量のほとんどは太陽光に依るところが大きいのです。つまり、ビタミンDは肌が太陽光を浴びることによって体内で生産されるので、事実、妊娠率の減少が冬季に特に顕著なのは、そのビタミンD不足が原因ではないかと考えられています。

　不妊治療に必要なビタミンDの摂取量がはっきりするには更なる研究結果を待たなければなりませんが、もし妊娠できないことで悩んでいる場合は、担当の医師にビタミンDが足りているかどうかの検査をお願いするのは一案と言えるでしょう。

　もし足りていなければ、サプリメントを毎日摂ることで簡単に治すことができます。一般的に、医師は少なくとも一日に国際単位（IU）で2000IUのビタミンDを摂取するようにと勧めていますが、自分の担当医が勧める量を摂取するようにしてください。

　摂取量に関わらず、ビタミンDを選ぶ際に大切なことは、錠剤ではなくオイルカプセルになったものを選び、何か脂肪分のある食事と一緒に摂ることです。ビタミンDは油に溶けるビタミンですので、どちらも体内への吸収を大幅に促進させてくれます。

　他に、ビタミンDを自然に摂取するには、太陽の下、戸外でもっと時間を過ごすと良いでしょう。ただ、冬場は難しくなるのと、太陽光による肌へのダメージも気になるところです。また、魚、卵、そしてビタミンD強化ミルクなどからビタミンDを摂取することも可能ですが、食事だけでビタミンDの不足を補うことは難しいでしょう。ですから、もしビタミンD不足がわかったら、

妊娠する確率を高めるためにもサプリメントで補うのが一番の方法です。

意外な要因2：甲状腺機能低下症

不妊や流産で悩んでいるなら、一度医師に甲状腺ホルモンと抗体価を測る検査をお願いしてみるべきです。とても軽い甲状腺機能の異常でさえも驚くほど流産の確率を高めてしまいます。さらに甲状腺機能低下症は早発性卵巣不全、原因不明の不妊症、および排卵障害を患った女性の多くに見受けられます。

　流産と甲状腺疾患の関連性は20年以上前にたまたま発見されましたが、その関連性を発見した研究はもともとは出産後に甲状腺疾患を発病する女性が多いその原因を調べるために計画されたものでした。この問題を調べるためにニューヨークの妊娠初期にいる女性500人が集められ、それぞれ甲状腺ホルモンと甲状腺抗体の検査を施しました。どうして甲状腺抗体を調べるのかというと、検査で甲状腺抗体が認められるということは、つまり免疫システムが甲状腺に攻撃しているという意味で、それは最も典型的な甲状腺機能低下の原因だと考えられているからです。

　この研究が展開していくにつれ、その甲状腺抗体の検査で陽性だった女性が高い確率で流産することがわかり始めました。それに気づいた研究者たちが流産の確率をもっと厳密に調べたところ、甲状腺抗体で陽性の出た女性の流産する確率はそうでない女性の2倍以上にものぼることがわかりました。ですが、この結果はあまりにも予想外のことで、研究者たちもこれが実際の関連性を示しているのか、それとも単に統計学的な事態なのか判断しかねるほどでした。

　この最初の研究から20年の間に、自己免疫甲状腺疾患が著しく流産の危険性を高めることが何十もの研究によって確認されています。2006年にパキスタンで行われた大きな研究では、疾

患があった場合の流産率は最初の研究で示唆されたものよりもより高い数値で報告されており、その確率は、甲状腺抗体が陰性であった女性ではたったの1.8％なのにも関わらず、陽性であった女性では36％にものぼったと発表されています。

　また甲状腺疾患は３回以上流産を繰り返す習慣流産を経験した女性にも多く見受けられます。流産の経験のない女性の7％から13％が甲状腺抗体陰性なのに対し、習慣流産を経験した女性の30％以上が甲状腺抗体が陽性であるというデータも報告されています。

　医師の多くもどうして甲状腺疾患が妊娠初期にこのような問題をもたらすのかはっきりとわかっているわけではありません。最も困惑する事実のひとつは甲状腺抗体が陽性の場合、たとえ甲状腺と甲状腺ホルモンの双方ともに正常に機能していても、流産の危険性というのはやはり著しく高くなるということです。この問題は、甲状腺抗体が妊娠期間中に、より多くのホルモンを生産しなければならない甲状腺の機能を低下させることに端を発して流産の可能性を高めているのではないかと考えられています。つまり、妊娠前に甲状腺が正常に機能している時でさえ、甲状腺抗体が甲状腺の機能を少し低下させていて、それが妊娠初期には大きな弊害になるのではないか、ということです。

　実際、甲状腺抗体が甲状腺機能になんら明らかな低下が見られない人の流産率を上げていますが、検査結果で甲状腺抗体に加えて甲状腺が正常機能を保てないことが理由でホルモン値に異常がある人の場合、流産の確率は特に高くなります。明らかに甲状腺機能が低下し、ホルモン不均衡を起こしている女性はそうでない人よりも69％も流産の確率が上がってしまうこともわかっています。

　これだけしっかりとした関連性が甲状腺ホルモンの不足と流産の間に見て取れるなら、信じられないかもしれませんがこれは

良い知らせと言えます。この関連性は甲状腺の値を正常化すれば
流産を防ぐ助けになるかもしれないということを暗に示している
からです。そして期待した通り、甲状腺ホルモン治療が流産する
確率を下げるのにとても効果的であるということが初期の研究で
明らかにされています。

　例えば、イタリアで行われた研究では、甲状腺抗体治療を受
けていない女性の流産する確率が13.8％であったのに対し、なん
ら甲状腺に問題のない女性のそれは2.4％でした。ですが、問題
のあった女性たちが妊娠期間中に甲状腺ホルモン治療を受けたと
ころ、その流産率はたったの3.5％にまで下がりました。その低
さといえば治療を受けていない女性のはるかに下ですし、また問
題のなかった女性たちの数字に迫る低さです。このような肯定的
な結果は他の研究でも見られ、また甲状腺機能障害の治療を受け
ることがいかに流産する確率を下げるのかという確固とした治療
症例も紹介されています。

　ですが、甲状腺疾患は単に流産にだけ言及しているわけでも
ありません、それどころか原因不明の不妊症、排卵障害、早発閉
経に悩む女性たちに一般的によく見られる問題でもあるのです。

　早発閉経は卵子の数量と質が妊娠するに著しく問題がある状
態のことを指します。この状態にある女性にとって唯一の妊娠す
る方法が体外受精だとはよく言われていることですが、とはい
え、その成功する確率といえばとても低いのが一般的です。排卵
誘発剤を投与しても、十分な数の成熟した卵子が得られなかった
という理由で治療がそこで中止されるのはよくあることです。早
期閉経の原因はあまりよく理解されていないのが現状ですが、そ
れでも最近になって浮かび上がってきた要因が甲状腺疾患との関
連性です。

　それというのは、「潜在性甲状腺機能低下症」と呼ばれるほと
んど症状が出ることのない軽い機能低下症があるのですが、そん

なごくごく軽い甲状腺の機能低下が早期閉経に関与していると考えられています。最近行われた研究でも、健康な女性のうち潜在性甲状腺機能低下症が見つかったのはたった4％だったのに対し、排卵性不妊症の女性では15％、早発閉経症では40％にものぼりました。

他の研究でも排卵不全の女性のうち20％に甲状腺機能障害や排卵性不妊症が見つかっています。

これら流産する確率と同様に、甲状腺ホルモンによる治療の結果は励みになるものです。ある研究では、潜在性甲状腺機能低下症のために不妊症に悩む女性に合成甲状腺ホルモンであるレボチロキシンを投与したところ、そのうち44％が妊娠しました。また他の研究でも軽度の甲状腺疾患を治療することで体外受精における質の良い胚の数が増えることがわかっています。

また甲状腺抗体はPCOSの患者にもよく見られ、ある研究で集められたPCOSの患者の4分の1に甲状腺抗体が見つかりました。PCOSのある女性はまた甲状腺機能の低下の兆候であるホルモン失調を起こす確率が高いこともわかっています。

流産、PCOS、原因不明の不妊症、排卵障害、早発閉経などの病歴があるなら、ホルモン値だけでなく抗体値も含めた甲状腺の検査を医師に依頼することを強くお勧めします。もし問題を認めたら、医師とも相談し、流産を防ぎ、よりよい妊娠をするために効果的な治療の方法を見つけてください。もし医師が甲状腺の重要性を軽視しレボチロキシンを処方するのを嫌うようでしたら、ほかの医院でセカンド・オピニオンを求めることをお勧めします。

意外な要因3：セリアック病

不妊症の原因だと思われる次の要因がセリアック病です。この病気はグルテンに対する免疫システムが引き金になって体に攻撃をしかける比較的によくみられる免疫疾患です。セリアック病の最

もよく知られた症状が過敏性腸症候群によく似たものですが、この病気に罹患している人の大半が実際にはこの典型ともいえる消化管症状は示しません。むしろ個人間に大きな違いがあり、貧血、頭痛、疲労感、関節痛、乾癬のような皮膚疾患、他様々な症状として現れることもあります。

　このようにセリアック病は人によって様々な影響を与えますので、この病気だと診断されないまま何年も過ぎてしまうこともよくあります。イタリアでは、セリアック病はとても深刻に受け止められており、子供達は全員、6歳までに定期的な検査が施されます。ですが、他の国では、セリアック病に罹患している人はその原因がわかるまで何年も苦痛を強いられるのが普通で、診断されて病名がわかるまでに平均5回以上病院を訪れているという統計調査も複数報告されています。アメリカの場合は、診断されるまでに平均5年から11年を要すると言われています。その間、患者の体内では、免疫システムが引き起こす炎症が起こり続けているのです。

　この病気の顕著な特徴と言えば、免疫システムの乱れのせいで腸の内膜がひどく炎症を起こし、そのためにちゃんとした栄養の吸収が妨げられてしまうことです。この栄養が取れなくなってしまうことがミネラルやビタミンの欠乏を招き、それが原因で不妊症になってしまうと考えられます。

　セリアック病と不妊症との関連性は1982年に最初に示唆されたのですが、今日でさえ多くの医療従事者が原因不明の不妊で悩む女性にセリアック病の検査をすることに懐疑的です。原因不明の不妊症に悩む女性にセリアック病に罹患している人が多いということ、またそれを治療すると妊娠することがままあることも明らかにされている数々の研究結果を考えると、これは嘆かわしいことです。

　特に、イタリア、インド、ブラジルで行われた研究で、一般の人たちと比べて、原因不明の不妊に悩む女性にセリアック病は３倍以上多く見られることが示唆されています。アメリカで行われた初期の小さな研究ではセリアック病と不妊になんら関係性はないという見解が示されましたが、コロンビア大学とマヨクリニックが合同で行ったものも含む後の研究で原因不明の不妊症の女性に著しく高い確率でセリアック病の見つかることが明らかにされています。

　流産も然りで、セリアック病を治療していない女性にそれも多く見られます。あるグループの研究ではセリアック病を治療していない女性では、治療した女性のなんとほぼ９倍もの確率で流産することが明らかになりました。ですが、徹底的にグルテンを除いた食事療法を実行した「セリアック病治療済み」の女性では流産する確率がとても低くなり、これはとても励みになることです。もしセリアック病に罹患しても流産する危険性を低く抑えることは可能なことを示しているからです。

　セリアック病は高い割合で流産を起こすことで知られている特定型の抗体値（抗リン脂質抗体）を上げるのですが、ケーススタディ的な報告ではこの抗体は徹底的なグルテンを排除した食事療法の後では劇的にその値が減少することがわかっています。これはある３４歳の抗リン脂質症候群を患い、２度流産を経験した女性がまさしく経験したことです。セリアック病だと診断されるとすぐに彼女はグルテンを除いた食事療法を実行に移します。そして６ヶ月が経過した頃、前回あれほど高かった抗体値が検出できないほど低くなっていたのです。

　これら全ての研究をまとめてみると、原因不明の不妊症の女性20人中に1人から2人がセリアック病に罹患しているだろうと考えられますので、自分が罹患しているかどうかを知ることは、妊娠するための探求においてとても大切なことだと思います。

　また研究でも、もしセリアック病に罹患しているとわかったら、徹底的にグルテンフリーの食事療法を実行することは必須なことが明らかにされています。どのようにしてグルテンフリーの食事療法が不妊症を軽減するかのよい例がある研究から明らかになっています。それによると、一旦その食事療法に適応すると、以前は狂って仕方のなかった月経周期が普通の周期に戻ったということです。別の研究でも、セリアック病を治療していなかった女性の3分の1が無月経であったことを報告していました。その無月経というのは月経の周期が一度に何ヶ月も止まってしまう状態のことを指しますが、グルテンフリーの食事療法を実践してみると、それもかなり有効に解決されることがわかっています。

　セリアック病が不妊症に加担していると思われる理由のひとつには、葉酸と他のビタミンの吸収を妨げるというのがあります。葉酸値が低いと、ホモシステイン濃度が高くなるのですが、セリアック病を治療していない人たちの中にホモシステイン濃度が高く、葉酸値の低い人が多く見られ、それが卵子の質の悪さ、不妊症、そして高い流産の確率と深く関わっていると考えられます。

　グルテンを食事から取り除くとセリアック病患者の妊娠する確率が上がりますが、それはそのおかげで腸内膜の調子がよくなり、必要不可欠な栄養素をきちんと摂取できるようになるからです。そして、思った通り、徹底的にグルテンフリー食事療法を実行するとホモシステイン、葉酸値共に普通の値に戻ることも明らかになっています。

　ですが、別の研究は慎重にグルテンフリーダイエットを実行した患者の半分以上がまだビタミン不足なことも明らかにしています。具体的には、グルテンフリー食事療法を長年続けてきた人に葉酸とビタミンB6の不足と高いホモシステイン値が見られま

す。ですが、この問題はビタミンのサプリメントを摂取すること
でかなり改善されることがわかっています。

　大規模な研究で、セリアック病患者のグループに毎日、葉酸、
ビタミンB12、ビタミンB6を半年間投与したところ、その人たち
のホモシステイン値が正常に戻ったと言います。また、プラセボ
を使ったグループと比較しても健康面で著しい改善が見られたと
報告されています。しかし、だからと言ってビタミンさえ摂って
いれば、グルテンフリーの食事療法はしなくても良いという意味
ではありません。なぜなら、セリアック病はビタミン不足のみな
らず、他の面でも様々な問題の原因となっているからで、むしろ
妊婦用総合ビタミン剤はセリアック病に罹患している人にとって
は、食事療法に加えてさらにいっそう大切なのだということを示
しているのです。

　もしセリアック病のような症状、例えば過敏性腸症候群、けん
怠感、乾癬、貧血、慢性的な関節の痛みなどがある場合は、医
師に頼んでセリアック病の検査をしてもらってください。上記の
ような症状がなくても、原因不明の不妊症や流産の経験があるな
ら、やはり検査をしてください。多くの人がセリアック病とは知
らずに不妊症に悩んでいるのが現状ですから、まだ症状は出てい
ないけれど、不妊の原因がセリアック病ではないことを確認して
もらうと良いと思います。また、セリアック病は遺伝的要素の強
い病気でもありますので、もし家族の中にセリアック病の人がい
るなら、たとえ症状がまだ出ていなくても、ぜひ検査を受けてく
ださい。

　中には原因不明の不妊症とセリアック病との関連性について
それほど精通していない医師もいるかと思いますが、それらを関
連づけて考えることはこの分野の研究で承認されています。コロ
ンビア大学のセリアック病センターとこの分野の要となる研究結
果を出版しているマヨクリニックの双方が「胃腸関連の症状のあ

るなしに関わらず、原因不明の不妊症のある人は皆、セリアック病の検査を受けることに意味があると思われる」という見解を発表しています。

　もしセリアック病に罹患しているなら、グルテンフリーの食事療法をきちんと実践することで妊娠する確率が飛躍的に伸び、流産する危険性も少なくなるでしょう。それというのは小麦、ライ麦、そしてその穀物に加えて、少しでも汚染された食品を徹底的に避けることを意味します。

　なかなか難しい生活スタイルの変更ですが、グルテンフリーの食品はだんだん手に入りやすくなってはいます。とはいえ、セリアック病に罹患しているならグルテンフリーの食事療法をちゃんと行うことはとても意味あることですが、それだけが唯一のステップというわけではありません。他に、総合ビタミンのサプリメントを摂ることもとても大切ですから、妊娠用総合ビタミン剤を毎日摂取することは必須と言えるでしょう。このグルテンフリーの食事療法の順守と毎日の妊娠用ビタミンの摂取とのコンビネーションが具合を良くして、妊娠をしやすくし、そして流産の危険性も低くしてくれることでしょう。ですが、この方法が助けになるかならないかを知るために最初にすることは検査を受けることです。

　追記ですが、今やセリアック病に罹患している人の30〜40％が甲状腺疾患を将来併発するであろうと考えられており、そして、この病気が甲状腺疾患を併発する可能性を3倍にも高めるとも言われています。実際問題として、不妊や流産で悩んでいて、そして甲状腺疾患かセリアック病のうちいずれかが見つかったなら、医師にお願いして他の病気がないかどうかの検査を受けるようにしてください。

意外な要因４：口腔内の衛生

次に不妊や流産する危険性を増す要因が歯茎の健康です。ここ数年間、歯茎の病気が早産や低体重児の顕著な増加に繋がっているという研究報告が相次いでいます。ある研究結果によると、重度の歯周病に罹患している女性は４〜７倍の確率で未熟児を産む傾向があるということです。また歯周病は流産の危険性も増加させます。

歯周病は歯と歯茎の間に細菌が繁殖することが原因で起こる病気で、腫れや時には出血という症状が見られます。最も一般的なのが歯肉炎と呼ばれるもので、妊娠適齢期の女性の約半数が罹患していると言われています。治療せずに放っておくと歯周病になり、歯茎が歯から離れはじめて、細菌感染する歯周ポケットと呼ばれる溝ができます。この感染症は循環器系に広がる炎症をもたらすこともあります。

歯茎の病気と流産、早産との関係は細菌感染からもたらされる全身性炎症、または歯茎からの細菌が羊水に入り込んだことで引き起こされる局所免疫反応のいずれかが原因だと考えられています。

ですが歯肉疾患の影響は流産や早産に止まらず、そもそも妊娠しにくくなるという可能性もあると言われています。この予想もしない関連性は2011年にオーストラリアの研究チームによって最初に発見されました。歯周病を治療することで妊娠しやすくなるのかどうかを調べる大規模な研究の一環として、この研究チームは3000人以上の歯周病の女性を検査し、妊娠するまでにどれぐらいの期間がかかったのか一人一人の女性についてのデータを収集しました。

その結果、歯周病に罹患している女性は平均約２ヶ月も長く妊娠するのに時間のかかることがわかったのです。白人女性の４分の１近く、非白人女性の40％に歯周病が見つかり、そしてそうで

ない人たちが妊娠するのに5ヶ月を要したのに対して、この女性たちが妊娠するのには平均、7ヶ月かかりました。妊娠するのに1年以上かかった人たちにはもっと頻繁に歯周疾患が見られました。ハート医師はこの重要な結果は妊娠する前に必ず歯科健診を受けることを注意喚起するものだという見解を示しています。

　歯茎の病気も簡単な方法で防ぐことができます。毎日の歯みがきの他、歯間ブラシや糸などで歯と歯の間に食べかすを残さないようにし、そして定期的な歯科健診を受けることで口腔内の状態を良くすることが可能です。またより進行した歯肉炎の場合も、普通4回以下の歯周治療専門医での治療で完治させることができます。

アクションステップ
ベーシック、インターミディエイト、アドバンスプラン

なかなか妊娠できなかったり、または一度でも流産を経験していたら、医師に頼んでビタミンD不足、甲状腺疾患、そしてセリアック病の検査を受けてください。また歯医者で歯周疾患予防の検診も受けるようにしてください。いずれも簡単に治療しやすい4点ですが、そのどれかひとつでも罹患していると妊娠を妨げるものになりかねないことを覚えておいて下さい。

パート 2

正しい
サプリメントで
質の良い卵子を

第5章

妊婦用総合ビタミン剤

ベーシック、インターミディエイト、
アドバンスの妊娠プラン

毎日ビタミン剤を摂取することは妊娠を準備する上でとても大切なことのひとつです。そして始めるのに早すぎるということは決してありません。葉酸のようなビタミンは赤ちゃんの先天性欠損症を防ぐだけでなく、排卵周期を整え、卵子の質を良くしてそもそも妊娠自体をしやすい状態にしてくれます。また特定のビタミン剤には流産の危険性を低くする作用もあります。そういったような理由から、早い段階でビタミン剤を摂取することは大切なことだと考えられます。もし可能であれば、妊娠する3ヶ月前には摂取を開始したいものです。

葉酸

葉酸とは、身体中の何百に及ぶ生物学的過程において必要とされるビタミンです。サプリメントの葉酸は葉酸塩の合成型で、昔から二分脊椎などの先天性欠損症を防ぐ重要なビタミンのひとつだと考えられてきました。ですが、最近の研究が葉酸はそれだけではない役割もごく初期の段階、卵子の成長段階でも、担っている

ことを新たに明らかにしています。卵子は排卵の3、4ヶ月前から成熟し始めるので、葉酸は早くから摂取すればするほど良いと考えられています。

　葉酸が卵子の質に関与することはそれほど意外な事でもありません。なぜなら、細胞分裂時のようにDNAの新しいコピーを作るにあたって、そしてタンパク質の構成要素を作るにあたっても葉酸は大切なものだからです。どちらのプロセスも初期の卵子と胚の成長には欠かせない多くの役割を果たしています。葉酸が妊娠を促すという研究結果を深く掘り下げる前に、どうして妊娠にとってそれが重要な位置を占めるようになったのか、その背景を大まかに理解しておくことには価値があると思います。

　葉酸を補給することは２０世紀後半の公衆衛生学における最も大きな成果であると支持されていますが、最初からそうであったわけではなく、葉酸の先天性欠損症を防ぐという効果は議論の的になっていました。この時の議論は、本書で紹介している他のサプリメントに関しても、どうして研究結果と臨床の間には深い溝が横たわるのかという興味深い予備知識を与えることにもなっています。研究結果とその臨床結果との間に大きな開きがあるのは常の事ですが、葉酸に関する当時の議論はどうしてそういう溝が生まれるのか、その良い例を提示しているからです。

　1990年代まで、死産や生まれたのちすぐに死亡したり、または生涯にわたって麻痺が残ったりする神経管欠損症について、その専門家でさえどうしたらそれを防ぐことができるのかなど、わかっていることは驚くほど少ないのが当時の現状でした。

　ところが、1991年、イギリスの複数にわたる研究機関が妊娠直後から葉酸サプリメントを摂取させ始めたところ、70から80％もの神経管欠損症を予防できたという大規模な研究結果を発表したことでその世界観が様変わりを果たしました。葉酸から得られる有効性はあまりにも明らかでしたので、もっと多くの女

性がその発見からの恩恵に与ることができるように、その研究自
体は早々に打ち切りとなりました。

　ですが、この大規模な研究が葉酸サプリメントが神経管欠損
症を予防することを最初に発見したのではありませんでした。実
はもっと早い時期に同じことを発見した研究があり、1981年に
はすでにその結果を発表していたのですが、その発見は異論を唱
える人たちによって長年の間、熾烈な批判の的にあまんじること
になっていたのです。

　その批判は、主に実験方法について集中していました。この
実験では神経管欠損症で何らかの影響を過去の妊娠で受けたこと
のある女性全員に葉酸が投与され、また対象グループは研究を実
行している医師の元に来た時にはすでに妊娠していた女性で構成
されていました。ですが、この方法は理想的な手順からは逸脱し
たものであったことは否定できません。そもそも理想的な研究方
法とは、対象者にはそれぞれランダムに葉酸かプラセボが投与さ
れ、医師も本人も誰にどちらが投与されたのかは、データを分析
するまでわからないようになっている方法のことを指します。こ
の様な方法は研究における「究極の判断基準」とみなされ、でき
るかぎり偏りを少なくした方法だと考えられているのです。

　葉酸の場合、最初の研究結果が1991年の無作為、ダブル・ブ
ラインドのプラセボ対照試験で確認を得られるまでに10年もか
かったわけです。その一方で、最初の研究に関わった人たちが彼
らの研究結果は、偏りの可能性を大げさに強調され、頑なに無視
されていると主張していました。ですが、この論争の実際的な被
害者は女性たちです。葉酸の予防効果に関する大変優れた研究結
果が確認された1981年と無作為のダブル・ブラインド、プラセ
ボ対照という実験方法で疑念が晴れた1991年との間の過ぎ去っ
た10年に、葉酸を摂取してしかるべき女性たちの多くがその恩
恵に与れないがために、本来なら防ぐことのできたはずの数えら

れないほど多くの悲劇的な結果に甘んじなければならなかったということです。

　この出来事は、完全な臨床研究を待つあまりに有効な結果を見落としてはならないという教訓としてその役割を果たすことになっています。そして、それはこの本全体に流れる原理とも言えます。「ベストな確証を得られた結果」に則って行動するという原理はもちろんのこと、必ず安全に関する懸念を以ってして限定されなければなりません。言いかえれば、もしあるサプリメントの効能がはっきりしていても、なんら安全性に関わる信頼のおける実証がなければ、もちろん研究がさらに進むことを待つ必要があるということです。ですが、もししっかりとした信頼のおける複数の研究機関によって、完全ではないけれど、でも著しい恩恵としてその安全性が確認されているのであれば、絶対起こり得ないかもしれない完全な臨床結果を待つことなく、むしろ行動に移す方がよほど道理にかなっていると思われます。

　この考え方は経済的（もしくは精神的に）その財源が枯渇する前に、たった1度か2度の体外受精治療で妊娠する機会を得ようとしている女性の状況には特に物を言います。この本が、研究後の臨床を待つよりもむしろ確認されている各々の有効性に重きを置きながら、サプリメント摂取推奨に多くのページを割くことになったそれがこの背景です。

　葉酸に特化した例に戻ると、今ではこのサプリメントを妊娠前から摂取することで二分脊椎や他の神経管欠損症のリスクが劇的に減少することがわかっています。米国と英国の保健省は共に妊娠を考えている女性は毎日、400μg（0.4mg)の葉酸を毎日摂取すること、さらに食事からも葉酸を取るように推奨しています。日本では、厚生省が最低440μgの葉酸を食事かサプリメントから1日1回は摂取するように薦めていますが、残念ながら食事だけから十分な量の葉酸を摂取することは出来ません。例え

ば、ある研究では、日本の妊婦の94％が厚生省が提案している量の葉酸を摂取できていないと報告されています。残り6％の葉酸を適量摂取できるている人たちはほうれん草、果物やそれらのジュースなど、葉酸を多く含んだ食事をしていたそうです。

最低限、1日に400μgの葉酸を摂取することが必要だとされていますし、またこの研究の第一人者の中には妊娠しようと思う女性ならば800μg、または以前の妊娠で神経管欠損症から影響を受けたとする女性は4000μgの葉酸を服用することを勧めている研究者もいます。

先天性の欠損を防ぐためだけが妊婦用ビタミンを服用する理由ではありません。早めに始めることから得る恩恵には、葉酸のようなビタミンではすぐに妊娠しやすくなったり、流産を防ぐという効果が期待できます。最も新しい研究では葉酸は妊娠のどの段階、つまり卵子の発育や排卵周期、そして胚の成長にも欠かせないことが明らかにされています。

葉酸と排卵

長い間、医師たちはビタミン不足が排卵の問題を引き起こすのではないかと考えてきました。この考えは長い年月、何千人もの看護師を追跡調査した看護師健康調査の結果に基づいていました。その第2段階の研究として、妊娠したい女性、もしくは不妊の既往症のないすでに妊娠していた女性、その数1万8千人以上に登るサブグループを8年以上、追跡調査しました。

ハーバード大学の研究で、看護師健康調査から得たデータを分析したところ、日課として総合ビタミン剤を摂取していた女性には排卵の問題から不妊症に至る可能性がそうしていなかった人たちと比べてとても低いことがわかりました。週に2、3回総合ビタミン剤を取る人では、排卵性不妊症になる確率が3分の1低くなることがわかり、そして毎日総合ビタミン剤を取る女性では、もっとその危険性が少なくなることが明らかになりました。

そこでこれは恐らく葉酸と他のビタミンBが関係しているのではないかという結論に至りました。

　総合ビタミン剤の服用と妊娠との間の関連性はそれより以前にもっと規模の小さな研究でも実は明らかにされ、総合ビタミン剤は妊娠を促すと結論されていたのです。それらダブル・ブラインド法での結果で、プラセボを摂取していた女性よりも総合ビタミン剤を取っていた女性の方が妊娠する確率の高いことが明らかにされています。

　また葉酸の含有量の多い食事もプロゲステロン値を上げ、排卵障害の危険性を下げることがわかっています。ある研究では、栄養強化されたシリアルから合成葉酸を多く取っていた女性の3分の1が排卵障害になる機会が65％も低く、そして妊娠するのに最も必要とされる時のプロゲステロン値もずっと高くなることが明らかにされました。そういった研究結果から、十分な量の葉酸を摂取することは、正常な排卵にとって、とても重要であることがわかります。

葉酸と卵子の質

　葉酸はまた、卵子の質を上げ、体外受精治療の成功率も上げることがわかっています。体外受精治療の前に葉酸のサプリメントを摂った女性の卵子は、そうでない女性のものと比べても、上質であることが明らかになっており、成熟する卵子の割合も高いと報告されています。オランダの研究では、治療中の女性の卵胞内の葉酸値を計った際、それが2倍だった女性は3倍の確率で妊娠することが新たにわかりました。

　オックスフォード大学で2016年に行われた研究では、メチレンテトラヒドロ葉酸還元酵素（以下、MTHFR）と呼ばれる、いわゆる葉酸の代謝遺伝子に突然変異が見られるものが見つかった女性は胚の染色体異常が起こって着床がうまく行かず、体外受精の治療をしても妊娠する確率が極めて低いことが明らかにされて

います。(この突然変異はまた長く流産の繰り返しとも関係して
いました。)

　MTHFRの遺伝子内で起こる突然変異は、葉酸を生物学的活性
型である葉酸メチルに処理するのを妨害することで知られていま
す。人口の約40％が遺伝子のひとつのコピーに突然変異が見ら
れると言われていますが、多くの場合、葉酸処理の能力にそれほ
ど大きな影響は与えません。ですが、遺伝子のコピー双方に突
然変異が見られる場合、その影響は計り知れず、酵素の活性を
70％にまで減少させます。このダブルの突然変異は日本の人口
の約12％に影響を与えているとの報告もあります。もし自分の
遺伝子型を知りたければ、医師に頼んでMTHFRの血液検査を受
けるようにしてください。

　普通、MTHFRを持っている女性に、医師は葉酸から葉酸メ
チルへの処理の際にかかる影響を少なくさせるため、高い投与
量の葉酸（1000〜4000μmg）を勧めます。ですが、妊娠ビ
タミンですでに葉酸メチル型になっている葉酸を摂取するのが
もっと良いかもしれません（Smart Pats グミ、日本のアマゾン
で購入可能）。もしくは、葉酸メチルのサプリメントをすでに
摂取している妊娠ビタミンに組み込んでもいいでしょう。(Life
Extensyon Optimized 葉酸、日本アマゾンで購入可、または
Solgar metafolin、www.iherb.com で購入可能。)

　複数の研究でも、MTHFR突然変異が見られる女性に葉酸メチ
ル型のサプリメントを投与したところ、普通の葉酸を投与され
ている人よりもずっと効果的に血中の葉酸値の上がることが証明
されています。ですが、葉酸メチルの投与には副作用があり、一
部の人に筋肉痛や気分の変化など起こる場合があると報告されて
います。MTHFR突然変異があり、その上に葉酸メチルに副作用
が出る場合には別のオプションとして自然な葉酸が含有されたサ
プリメントを摂取すると良いでしょう。これは体内に溜まる過剰

な葉酸からくる問題を軽減してくれます。（お勧めできる自然派葉酸を含有する妊娠ビタミンはVitamin Code Raw Prenatal で、www.iherb.com から日本への発送も可能です。）

他のビタミンと妊娠

葉酸のサプリメントだけを摂取するよりもむしろ総合ビタミン剤を勧める理由に、普通、総合ビタミン剤には妊娠するのに有効な他のビタミンもいくつか含まれているからです。その例として、卵子の質を良くするのに必要なものとしてビタミンB12が挙げられます。このビタミンは一般的には動物性たんぱく質、つまり肉や乳製品から得られるもので、それが理由で普通、完全菜食主義者にはこれが不足している人が多く見られます。オランダのあるクリニックで行われた体外受精に関連して、女性に対する葉酸の役割を調査する研究で、胚の質の高さにはビタミンB12値の高さもまた関係していることがわかりました。つまり、葉酸と同じようにB12もホモシステイン値を下げる働きがあるということです。

　次に、ビタミンB6も妊娠するのに有効なビタミンで、2007年には、B6の値が低かった女性は妊娠しにくい上に、流産する可能性も高かったという研究結果が発表されています。

　これらすべての研究結果から、葉酸だけでなくビタミンB12、B6も含まれた妊娠用総合ビタミン剤の摂取は妊娠する確率を高め、そして流産するリスクを低くすることが明らかです。

　こういう総合ビタミン剤を服用することは妊娠する前から心がけることが大切だと思われます。一例として、亜鉛、セレン、ヨウ素などは甲状腺が正常に機能するのに必要なものです。甲状腺は卵子が受精するのと深く関わっています。なぜなら、甲状腺がきちんと機能していないと排卵周期が狂ったり、また流産する危険も増えてしまうからです。亜鉛とセレンも抗酸化防御システムと深く関わっていて、卵子の質をよくする役割を果たしている

と考えられています。このことについては次の章で詳しく説明します。

妊婦用総合ビタミン剤を選ぶ

妊婦用総合ビタミン剤が簡単に手に入らない場合は、普通の総合ビタミン剤でも代用が効きます。その際には葉酸が400μmg含有のものを選び、それとは別に葉酸のサプリメントを足して、合計が最低800μmgになるようにしてください。

またビタミンB6、B12、亜鉛、セレンが含まれているかどうかもチェックしてください。

もし総合ビタミン剤を飲んでお腹の調子が悪くなるようなことがあれば、違うブランドのものを使い、自分に合うものを見つけてください。妊婦用総合ビタミン剤を服用しては吐き気やその他、消化器系の問題を経験した人も、Rainbow Light か Vitamin Code社製のものだと何の症状も出なかったようですので、そういう問題があった人はこちらのブランドを試してみるのも一案かもしれません。それと簡単な食事やスナックと一緒に服用するとそういう消化器系の問題は少なくなるようですし、寝る直前に服用するのも良いようです。

他のサプリメント

次の数章は、妊婦用総合ビタミン剤に加えて摂取すると卵子の質をさらに良くするビタミン剤について具体的に詳しく紹介したいと思います。もしひとつだけ加えるとするならば、コエンザイムQ10（以下、CoQ10）が最適です。次の章でも詳しく説明しますが、最新の研究でもCoQ10は卵子に必要な細胞エネルギーの供給を増やして卵子や胚の質を高めることが明らかにされています。また、その安全性も大きな研究機関で確認されており、

CoQ10は妊娠したいと思っている人は誰でもその恩恵に与れるサプリメントです。

それに続く章では、35歳以上で妊娠を考えている女性、および不妊や流産で悩む女性の卵子の質を向上させるサプリメントについてお話ししたいと思います。

一般的な視点からも、第6章のCoQ10、第7章の抗酸化剤とメラトニンは誰でも妊娠を考えている人が応用できるものです。ただ、注意していただきたいのは、メラトニンは体外受精を考えていない人は、摂取しない方が良いでしょう。第8章ではミオイノシトールはPCOS、排卵周期の乱れ、流産およびインスリン抵抗性の病歴がある人により有効であるということについて、第9章のDHEAは卵巣予備能低下で悩む体外受精治療中の女性、または加齢による不妊で悩む女性に関係した問題と直結していることについて話しています。ピクノジェール、エルアルギニン、ローヤルゼリーなど一般的に「妊娠しやすくなるサプリメント」と呼ばれるものが実は妊娠を考える人にお勧めではない理由について第10章では詳しくお話ししようと思います。

サプリメントを始める時、そしてやめる時

- 妊婦用総合ビタミン剤をできるだけ早く服用し始め、赤ちゃんが生まれて断乳するまで続けます。

- 自然に妊娠することを考えているのなら、CoQ10やビタミンEなど他のサプリメントをできるだけ早く摂取し始めて、妊娠するまで続けます。

- もしPCOSに罹患しているなら、上記の指示を応用する。が、医師から妊娠性糖尿病を防ぐためにミオイノシトールの服用を勧められるかもしれません。

- 体外受精治療を考えているのなら、可能であれば卵子採取の最低2、3ヶ月前には全てのサプリメントを始めます。そして、医師から他の指示がない限り、卵巣刺激が始まったら（普通、卵子採取の1、2週間前に始まります）、全サプリメントの摂取をやめてください。医師に妊婦用総合ビタミン剤摂取をいつからまた始めるのか、卵巣刺激の間もビタミン剤を服用していていいのかなどの指示を仰いでください。

- もし体外受精までの時間が3ヶ月を切るようなスケジュールであっても、サプリメント摂取が遅すぎるということはありませんので、すぐ始めてください。もしこの度はうまく行かなくても、クリニックで次回の体外受精サイクルの準備をしてくれるものと思われます。

- もし反復流産、習慣流産をしたことがあれば、妊娠予定の卵子採取の3ヶ月前からサプリメントを摂取することを始めてください。

第6章

CoQ10で
卵子をエネルギーアップ

ベーシック、インターミディエイト、
アドバンスすべての方におすすめ

CoQ10は卵子を含む私たちの体内のすべての細胞の中に存在する小分子のことを言います。最近の研究でCoQ10が卵子の質、受精にとっていかに重要な分子であるかがわかってきました。この分子から得られる様々な恩恵と共に、CoQ10のサプリメントを追加することで加齢と共に進む卵子の劣化を防ぎ、または若返らせる効果も期待されています。

CoQ10のサプリメントを妊婦用ビタミン剤に追加することで、妊娠を考えている人は誰でもその恩恵に与ることができますが、特に年齢が30歳半ば以上の人、もしくは卵巣予備力低下で悩む人には効果的です。

CoQ10の効能

CoQ10は長くマラソンランナーやオリンピック選手たちの間で愛用されてきた栄養サプリメントであり、また血中コレステロー

ルを下げるスタチン系薬剤に伴う筋肉痛を防ぐため、一般的に推奨されているサプリメントです。その他にも様々な重篤な病状に関する臨床試験で明るい兆しの第一歩を示しています。ですが、最近になって行われた研究で、新たな効果としてCoQ10が卵子に対しても恩恵をもたらすのではないか、という可能性が示唆されています。

　そんな小分子がこれだけのメリットをどうやってもたらせることができるのでしょうか。それはおそらく筋肉中、脳内、そして成熟中の卵子内など体内のあちこちで、CoQ10がエネルギーを生産することに深く関わっていることにあります。実際、CoQ10は私たちの細胞内エネルギー生産所であるミトコンドリアにとって必要不可欠なものです。

　他の分子間でエレクトロンを移動させることによって、CoQ10はミトコンドリア内で直接的な役割を果たしています。言いかえれば、CoQ10がミトコンドリア内で、電子エネルギーを生産する「エレクトロン運搬連鎖」の要の部分を受け持っているということです。

　またビタミンEをリサイクルしたりと、細胞内で他多くの役割を果たす抗酸化物質でもあるCoQ10ですが、この分子がミトコンドリア内で果たす役割で最も興味深いのが卵子の質を向上させることだと思います。

　卵子の質を良くするサプリメント、CoQ10をどうして摂取するのかを理解するために、劣化した卵子と細胞エネルギー供給との関連性、そしてなぜ高齢女性の卵子内でエネルギー供給がうまく行かないのかを最初に考えてみたいと思います。

卵子のエネルギー

年齢が上がるにつれて、ミトコンドリアの働きは衰えを見せ、まるで古くて効率の悪くなった発電所のように、上手くエネルギー

を生産することが段々とできなくなっていきます。このミトコンドリアの機能低下がいわゆる老化現象の大きな一因だと考えられています。それは身体のいたる所で起こるのですが、中でもとりわけ卵子にそれが顕著に現れます。40歳以上の女性から採取した卵子を特に対象とした研究で、ミトコンドリアの構造的劣化はより頻繁に見てとれることがわかりました。また老化した卵子は遺伝子的損傷の蓄積も見られ、各卵子を取り囲んでいる卵胞細胞内のミトコンドリアの数も減っていました。

　ミトコンドリアの劣化という事柄全てを鑑みた結果、そしておそらく、年齢とともにCoQ10値が低下するという結果からも、高齢の女性の卵子内ミトコンドリアはエネルギーの生産量が少なくなってしまうことが考えられます。つまり、もう多くのエネルギーを生産できなくなってしまうのです。これはアデノシン三リン酸（ATP）が減少するという意味で、十分なATPが生産されないということが加齢が卵子に及ぼす悪影響の主な原因と考えられます。

　ですが、ミトコンドリアの機能低下は加齢による卵子の劣化に限定される事象ではありません。年齢的に早期閉経した女性にもミトコンドリアの機能低下は認められていますし、他にも原発性卵巣機能不備として知られる症状や体外受精の治療における刺激薬剤への反応が乏しい女性の中にもそれは認められます。

　この研究分野で第一人者として知られるジョナサン・ヴァン＝ブレルコン博士が1995年に最初に示したのは、卵子内のATP値と卵子が適切に成熟して質の高い胚になる可能性との関連性についてでした。それ以来複数の研究機関も、軸となる成熟課題のためには特定の時期と場所でATP値を高める卵子の能力が必要であり、それが適切な卵子の成熟には欠かせないことを示唆しています。それら研究結果から考えても、ブレルコン博士の最初の見解はいくつもの裏付けを取っていることになります。

　また機能が低下しているミトコンドリアが卵子を劣化させる大きな原因だとする見解を肯定する別の情報として「細胞質移動」の結果からも明らかだとする情報があります。実験的な意味合いも持つ不妊治療として、若い女性のミトコンドリアも含む卵子をわずかに抜き取り、それを不妊症を患っている高齢の女性の卵子に注入するということが行われたのですが、この方法は卵子の質を高め、胚への成長を著しく向上させました。この結果から、専門家たちは若いミトコンドリアは、古くて機能が低下しているミトコンドリアのエネルギー不足を補うことができるのだと結論しました。

　この治療法はその後、異質なミトコンドリア2種が体内でどういう健康被害を与えるのかわからないという理由で禁止になってしまいました。ですが、そうなる前にこの「細胞質移動」の治療法で数人の子供が生まれています。つまり、この方法の成功例は卵子内のミトコンドリアの機能を高めてやると、卵子と胚の質は向上するということを示していることになります。

　また別のこの説を立証するものとして、AUGMENTと呼ばれる新しい不妊治療法が成功をおさめています。その手順は、医師が体外受精患者の未熟卵胞細胞からミトコンドリアを分離し、それを卵子のエネルギー供給源として成熟した卵子の中に注入するというものです。この治療法は極めて新しいものですが、これまでに妊娠する確率は2倍から3倍にも上がることが確認されています。

　高機能なミトコンドリアは今や広く卵子の質の鍵を握るとみなされています。この分野の先駆的研究によると、必要なときにエネルギーを生産する能力が卵子力、そして胚の力を決める唯一最も重要な鍵であり、必要な時に卵子がエネルギーを生産できなければ、卵子の成熟も妊娠も起こらない可能性が高くなるということが明らかになっています。数々の研究で、卵子が成熟する途

中のミトコンドリアの機能を故意に抑制してみたところ、卵子の成熟にも胚の成長能力にも著しい悪影響があったことも合点がいきます。

また必要時の卵子のエネルギー生産能力が、卵子が正常な染色体で成熟する鍵になることも確証として次々に報告されており、染色体の分離と排出というのはそれほど膨大なエネルギーを必要とするプロセスだということを示しています。研究では実際にミトコンドリアの一団が一体となって染色体を分離させる構造を形成するのに絶妙なタイミングと段階で、突如ATPを爆発的に生産するのを目の当たりした模様も報告されています。

ですから、もし染色体をきちんと構造化してから、排出されるよう分離するのに十分なエネルギーが卵子になければ、染色体異常が起こり、胚が出産までこぎつける確率は極めて低いことになってしまいます。

このように、ミトコンドリアが低機能な場合、人の胚は順当に染色体の分離が行えなくなり、異常をともなったものが排出されるという結果につながることが大いに予想されます。さらに、別の研究機関がマウスの卵で意図的にミトコンドリアにダメージを与えてみたところ、ATP値が低下し、染色体を分離するプロセスがばらばらになってしまい、機能不全になることもわかりました。

本書の最初の章でもお話ししたように、染色体の複製数エラーは胚が最初の1週間を生存出来ないことの最大の原因であり、同時に初期流産の原因でもあります。染色体異常は30代半ば以降からより顕著になり、受精失敗や複数回初期流産を繰り返した人にもよく見受けられます。だからこそミトコンドリアによる準最適なエネルギー生産は卵子内の染色体分離エラーを防ぐことに貢献することになり、それによって不妊、体外受精治療の失敗、早期流産を防ぐ実際的な貢献へつながる可能性となります。

とはいえ、エネルギー供給は適切な染色体処理だけに関係する事柄ではありません。それと同時に、胚が成長していくのに欠かせない栄養を供給するという役目もあります。卵子内のエネルギー生産に問題が起これば、それは後々の胚の成長過程における問題の兆候でもあります。なぜなら、胚が胞胚期に至るまで成長し、うまく子宮に移植されるというプロセスの隅々でATPが必要とされるからです。卵子内で機能を果たせないミトコンドリアは特に初期の胚の生存にとって問題だと考えられているのです。

卵子の質を向上させるCoQ10

これら卵子と胚にとって、きちんと機能を果たすミトコンドリアがいかに大切かという知識をもとにすると、ミトコンドリアの機能を促進させて、卵子がさらにエネルギーを供給し、結果的に卵子の質を高め、胚の生存を強化することをやってみるのは理にかなっているといえます。そんな有効性が科学的に証明されているのがCoQ10なのです。

CoQ10を使った不妊治療の専門医であり第一人者でもあるヤコブ・ベントフ医学博士は、「高齢な女性の卵子が普通と違っているというわけではなく、問題は卵子の成熟期と受精に携わるエレルギーを生産する能力にある」と説明しています。また、そこに着目したベントフ博士の研究グループは、妊娠を望む女性にはCoQ10をはじめとするその能力を高めるサプリメントの摂取を勧めていると明言しています。

CoQ10がこれほど広く使われるサプリメントであり、包括的に広く様々な疾患に対しても研究が続けられている理由は、このサプリメントがミトコンドリアの機能を高めることにあります。たくさんの研究で、CoQ10を加えた細胞がATPの生産を促進することが立証されていますし、またミトコンドリアを損傷から守ることもわかってきています。

　もしCoQ10が卵子内でも同じ働きをし、卵子成熟に必要な
ATP供給を促進させるなら、染色体異常も防げ、卵子の質、胚の
生存も高められることが期待できます。まだ広範に渡る臨床で絶
対的な確認が得られていないとはいえ、多くの研究機関でCoQ10
が実際に卵子の質を高めることは明らかになっています。

　CoQ10と卵子の質の関連性について調査していた初期の研究
によると、成熟過程にある牛の卵子にCoQ10を加えたところ、5
日目胚盤胞になる確率が2倍以上になったという結果が出ました。
また胚内でのATP値の増加も合わせて報告されています。

　もっと最近では、ベントフ博士とその同僚とがトロントで先
導を切って行われたCoQ10がいかに卵子の質を向上させるかの
調査では、初めてマウスの卵子の周囲の細胞内でCoQ10が老化
を遅らせることが確認され、この発見によって老化が始まってい
るマウスにCoQ10のサプリメントを与えれば、老化による卵子
の劣化を遅らせる、もしくはいくらか若返りの効果も期待でき、
若いマウスと同じような卵子に近づくのではないかという仮説が
得られました。

　この仮説に基づいて研究を進めるため、１歳のマウス（人間
年齢で丁度４０代後半に当たります）にCoQ10を与えたところ、
ATPの生成が著しく増えただけでなくホルモンを刺激した後、か
なりの数の卵子を排卵したことが確認され、仮説通りであったと
報告されました。この結果を受けて、CoQ10をはじめとするミ
トコンドリアを活性化するサプリメントが卵子の質、胚の生存
率、そして妊娠する可能性を高めるという結論に至りました。

　卵子の質にまつわるCoQ10の役割についてさらにその結論を
裏付ける証拠として、イタリアで行われた研究では、高質な卵子
を含んだ卵胞ではCoQ10の値がとても高いことが報告されまし
た。これは、体外受精治療中の女性２０人から採取した卵胞液内
のCoQ10の値を分析して得られた結果で、CoQ10の値が高い卵

胞内には成熟した卵子が多く、生存率の高い胚になる可能性も高いことが明らかになっています。

　これらの研究結果から、CoQ10サプリメントを体外受精治療サイクルの前に摂取することでミトコンドリアの活動が活発化し、卵子の質が良くなり、数も増えることがわかったわけですが、ここで心に留めて置かないといけないことは、卵子の質が向上するのには少なくとも3ヶ月から4ヶ月という時間がかかるということです。また、CoQ10が組織内に蓄積するのに数週間から数ヶ月かかる場合もあります。そういうことを考えると、体外受精治療に入る半年、遅くとも4ヶ月前からCoQ10は摂取し始めた方が良いと思います。もし妊娠したいと思ったら、できるだけ早くにCoQ10は摂り始めた方が良いという理由はこういうことからです。

CoQ10の摂取源

CoQ10は私たちの体内に存在する全ての細胞の中で作られますので、厳密に言って、これはビタミンとは言えません。ですが、歳を重ねるに従って、私たちの体は細胞エネルギーを生産する要望に応えるだけ十分なCoQ10を作れなくなっていきます。

　例えば、イワシ、肉、鶏肉など、CoQ10に代わる物質を含んだ食べ物もありますが、体内のCoQ10はそういう食べ物を摂っても大きな違いが得られるほど増えないことは数々の研究で実証されています。おそらく、CoQ10に代わる物質を最も多く含んでいると言われるイワシでさえ、それを補うには全く足りないというのが理由だと思われます。毎日1キロ半のイワシを食べることを思えば、適当な量でその分のCoQ10を補えるサプリメントを摂る方が簡単で、実に実際的だと言えます。

CoQ10摂取について

一体どれくらいの量のCoQ10を服用すればいいのか、それはいつなのかについて始める前に、CoQ10には2つの型があり、正しい方を摂取する必要性を理解しておくことがとても重要です。この2つの型というのは、私たちの体内でも自然に見られるものであり、その違いといえば、2から3の電子が違っているだけなのですが、この電子が重要なのです。サプリメント内の標準的な型を「ユビキノン」といい、溶解性ではないので、吸収されにくいという性質があります。体内に入ったユビキノンはCoQ10の2つ目の型、活性抗酸化体に変化します（これを化学用語で「還元する」と言います）。この2つ目の型は「ユビキノール」と呼ばれ、体内で循環しているCoQ10の95％がこの還元したユビキノール型なので、最初からこの還元型を摂った方が吸収されやすいという利点があります。

　CoQ10の定番型として扱われていたユビキノンは、吸収されにくいという難点にもかかわらず、長く流通され、2006年にユビキノール型がやっと取り入れらるようになりました。その理由は製造元が、ユビキノールだとサプリメントとしてその活性型を安定して保つ方法をなかなか見つけられないでいたからです。

　ところが、日本の製薬会社であるカネカがその問題を解決し、全てとは言わないまでも、ほぼほとんどの還元型CoQ10サプリメントがこの会社で製造されています。この活性成分はちゃんと定式化され、ちがうブランドによって梱包されていますが、ほとんどの場合、ラベルの裏にKanekaQHと記されています。Jarrow、Doctor's Best、Life Extensionといった高品質なものを提供しているブランドが取り扱っており、全てamazon.co.jpで購入可能です。

　もし裏のラベルを確認して単に「CoQ10」と書かれている以外に何も情報がなければ、それは吸収されにくいユビキノン型だと思った方が良いです。還元型は生産するにもお金がかかるの

で、従来型で売る製薬会社もあるのです。ですから、必ず裏を確かめて「ユビキノール」と書かれてあるもの、または「活性抗酸化型」、「還元型」と書かれているものを見つけてください。還元型は従来型よりも確かに値は張りますが、少しの量でちゃんと活性成分が吸収されるのでその価値は十分にあると思われます。

　他に、ユビキノールほど良くはありませんが、ユビキノンの改良型を選ぶのも良いかもしれません。これは従来のユビキノンよりは吸収されやすく作られたものです。製薬会社はなんとかユビキノンがもっと効果的に働くサプリメントになる道を長らく探ってきましたが、それというのも、ユビキノンだととても安く製造することができるからです。吸収率を上げるためにユビキノンの調剤法は、滴のような少量の液体に懸濁するなど様々な方法で考案が進んでいます。

　多くの研究でこのハイテクノロジーによる製剤が、従来のユビキノンよりも著しく良く吸収されることが実証されています。ですから、このユビキノンよりもさらにコストが下がるものにはほぼ何の益もないと思っても良いでしょう。ですから、還元型が最も良い選択だと思います。

安全性と副作用

CoQ10はミトコンドリアの機能不全からくる様々な病気の治療にも効果があるのではないかと言われていて、そのためにかなり広範に渡って臨床研究が進められてきました。ダブル・ブラインド、プラセボ対照群での臨床研究の一環として、何千人もの人がCoQ10のユビキノンを高用量で長年に渡って摂取したのを、慎重に観察したものがあります。その結果として、一日に3000mgという高用量を摂取したとしても、安全性を危惧する顕著な副作用はなかったという報告がなされました。これを書いている今現在では、副作用として、臨床実験の際、それほど重篤ではない消

化管症状が少人数の人たちに見れられたことのみが報告されています。

最も広範に渡った臨床研究はユビキノンを使ったものになりますが、もっと吸収しやすいユビキノールを使った結果では、小規模な研究ではありますが、それでも同じ安全性が確認されています。

他にもうひとつわかっているCoQ10の効能として、タイプ2の糖尿病患者の血糖値がゆっくりと改善されることが報告されています。とはいえ、今の時点で研究はまだ一貫性のない状態ではあります。それでも、糖尿病に罹患しているのであれば、CoQ10を服用する考えを主治医と話し合ってみると良いでしょう。結果的に、糖尿病の薬を減らせることにつながるかもしれません。

用量

CoQ10と卵子の質についての臨床研究に参加した女性は、従来型のCoQ10を毎日600mg服用しました。この用量は還元型のCoQ10だと約200〜300mgに相当します。この実験では、35〜45歳の、過去に体外受精に失敗している女性に的を絞っていましたので、もし同じような不妊症に該当しない場合であれば、ユビキノールの100mgで十分だと思います。主治医と相談するのが一番だと思いますが、その際には以下に示す一般的な用量を医師に参考として提示すると良いでしょう。

- ベーシック妊娠プラン：ユビキノール100mg
  （もしくはユビキノン200mg）

- インターミディエイト妊娠プラン：ユビキノール
  200g（もしくはユビキノン400mg）

- アドバンス妊娠プラン：ユビキノール300mg
  （もしくはユビキノン600mg）

　CoQ10は食事と一緒に摂る方が吸収率が上がりますので、もしかすると医師は朝食と一緒に摂取することを勧めるものと思われます。それというのは、CoQ10はエネルギー促進の傾向が高いので、夜寝られなく可能性があるからです。

　CoQ10は摂取し始めてから影響が出始めるのに少なくとも４ヶ月かかりますが、それより短い期間で効果が出る可能性もあります。

まとめとして

CoQ10の摂取については、以下の科学的に示唆された理由から、人を対象にした包括的な臨床実験からの確証を待たずに今すぐ開始する価値があると思われます。

　CoQ10は卵子と胚の成熟、成長にとって、とても重要なエネルギー生産をミトコンドリア内で促進する。質の良い卵子を取り囲む卵胞液にも自然に見られるCoQ10は安全である。多くの動物、臨床試験で卵子および胚の質が高められることが確認されている。などとなっています。

第7章

メラトニンと
その他の抗酸化剤

インターミディエイト、および
アドバンスプランの方におすすめ

抗酸化剤は、酸化ストレスとして知られる状況に対抗して卵子の質を守るという重要な役割を担うと考えられています。卵胞はすでに抗酸化剤として多数のビタミンや酵素を含んでいますが、原因不明の、および加齢による不妊、PCOSに悩む女性では、この抗酸化剤の値が少なくなっていることが多々あります。

あなたが健康で、妊娠適齢期にあり、一度も不妊症で悩んだことがなければ、妊婦用総合ビタミン剤と健康的な食事（第11章でもっと詳しく説明します）で必要な抗酸化剤は十分に賄われると思います。ですが、もし年齢が30代の半ばから後半に差し掛かり、PCOS、あるいは原因不明の不妊で悩んでいたり、体外受精を考えているなら、卵子の質を最大限よくするためにも抗酸化剤のサプリメントを服用した方が良いでしょう。

抗酸化剤ってなに？

抗酸化剤は受精に影響すると長く言われてきました。実際、抗酸化剤であるビタミンEの化学名はトコフェノールといい、その大切な役割に基づいた名称です。ギリシャ語で「tocos」は「出産」を意味し、「phero」には「生み出す」という意味があります。とはいえ、ビタミンEは受精に関係する抗酸化剤のほんのひとつにすぎません。

　術語学での説明は時々お膳立てするのに有効です。「抗酸化剤」とは反応性酸素の分子を中和する分子に言及する言葉です。反応性酸素分子は正常な代謝の間に形成され、各酸素分子が不対電子を有するため、特に反応性のある「フリーラジカル」を含みます。フリーラジカルのような反応性酸素分子が関連する問題は、他の分子に反応する際に酸化を引き起こすことです。

　酸化の過程は日常生活で普通に見られます。例えば、金属が錆びたり、もしくは銀器が輝きを失ったりするようなことですが、似たような化学反応が細胞の中でも起こります。それをくいとめられなった場合、酸化はDNA、たんぱく質、脂質、細胞膜、そしてミトコンドリアにダメージを与えます。ですが、そこへ抗酸化剤が投入されると、それがこの化学反応を食い止める働きをします。ちょうど、切ったりんごにレモン果汁をかけると、茶色に変色するのを防ぐのと同じです。

　細胞のひとつひとつには、酸化が細胞に与えるであろうダメージと対峙するように、フリーラジカルを中和する目的に特化した抗酸化酵素を含んだ抗酸化防衛隊が構成されています。抗酸化防衛システムには他に、ビタミンA、C、Eも入っていて、これらすべての抗酸化剤のひとつひとつが成熟中の卵子内で酸化による損傷を防ぐ役割を担っていることがわかっています。

酸化が卵子に与える影響

歳をとるにつれて、酸化から受ける卵子へのダメージは年々深刻になっていきます。その理由の一端は、年齢が上がるにつれて卵子内の抗酸化酵素防衛システムの働きが弱まることが考えられます。高齢な女性から摂取した卵子を調べた研究でも、抗酸化酵素の生産が弱まっていることが確認されており、それはつまり、酸化分子は細胞内でより思いのままにダメージを与えることができることを意味します。また、残念ながら、年配の女性の卵子からはもっと多くの酸化分子が生成されることもわかっています。その原因は、古くなったミトコンドリアが損傷を受けるとエレクトロン（電子）を漏らし始め、それが反応性酸化分子を生成することにあります。

体内のすべての細胞内にある小さな発電所であるミトコンドリアが、事実、反応性酸素分子の一番の製造元であり、同時に最も深刻な被害者でもあるわけです。つまり、ミトコンドリアは酸化による損傷にとても敏感であり、ダメージを受けると酸化分子を生成し、損傷を受ければ受けるほど、フリーラジカルも増えるという負のサイクルを引き起こすというわけです。

このすべてのミトコンドリアの酸化ダメージが、卵子の成熟と胚の生存にとても重要な役割を担うATP型細胞エネルギーの生産能力を減少させ、これが加齢が卵子の質に影響を与える主な原因のひとつであると現在では考えられています。

この酸化ダメージは高齢の女性の卵子だけに限った話しではありません。複数の研究から、原因不明の不妊で悩む女性の卵子からも抗酸化酵素値の低さと反応性酸素分子値の高さが報告されています。ある最近の研究は、原因不明の早期閉経患者の70％に基準よりも高い酸化値が認められたと報告しています。若いマウスの卵子を使った研究でも、酸化ストレスがエネルギーの生産

を減少させ、染色体のコピー・プロセスを不安定にさせることがわかっています。

　簡単に付け加えておきますが、PCOS、子宮内膜症、流産、及び子癇前症を患ったことのある女性の卵子にも酸化ストレス値の高さが認められています。PCOSをのぞいて、他の疾患ではどうして酸化ストレスが起こるのかは、まだわかっていません。また子宮内膜症での酸化ストレスが引き起こす正確な症状は、まだまだ議論の余地が残されている状態です。

　PCOSの女性では、しばしばインスリン耐性と高血糖が容態に影響を与えることがあります。高血糖の結果として、身体はもっと多くの反応性酸素分子を生成し、それが酸化ストレスを増加させます（11章でもお話ししますが、同じ理由から、食事で血糖値をコントロールすると根本から酸化ストレスを制御するのに役立ちます）。

　PCOSで酸化が増長すると大きくなる問題点は、それが同時に抗酸化活動を抑えることと関連していることです。この悪循環の打撃によって、結果的にPCOSの患者は酸化値が高くなり、そのせいでミトコンドリアが損傷を受け、正常な染色体製造が妨害されます。酸化ストレスの結果として、質の悪くなった卵子がPCOSの一番の不妊の原因である可能性が高くなります。

　また、その分野に関する研究では、高齢の女性および不妊症の女性から摂取した卵子と胚は抗酸化防御システムがうまく機能しなくなって、更に酸化ダメージを受けやすくなることが明らかにされています。この酸化ダメージがミトコンドリアにダメージを与え、エネルギーの生産量と卵子の質を低下させると考えられています。

　幸いにも、抗酸化剤はこれもある程度防ぐだろうと言われています。先に行われた広範に及ぶ研究では、まだ抗酸化剤が出生率を高めるという確証が得られていないということで、これもま

だまだ議論の余地を残していますが、2013年8月に公表された研究総括によると、抗酸化剤が不妊を改善する重要な役割を担っているとするエヴィデンスが示されています。

　例えば、体外受精治療を受けている場合、抗酸化値が高い人ほど、妊娠する確率が高いということがわかっています。最も最近行われたボストンIVFとハーバード・ヴァンガード・メディカル・アソシエイツによる不妊治療にある女性を対象にした大規模な研究では、抗酸化サプリメント摂取が短期間での妊娠のしやすさに関係していると結論づけています。今のところ、さらに掘り下げた研究が待たれますし、先に述べたこととは反対の結果も多数報告されていますが、現在報告されている結果の比率から言って、強力な抗酸化防御隊を体内に保有することが卵子を酸化から保護し、受精率を高めることにつながると考えて良いと思います。

　その際、どの抗酸化サプリメントが妊娠に関して有効なのかが気になるところです。この分野の初期の研究でも取りざたされているビタミンC、ビタミンE、アルファリポ酸、及びN-アセチルシステインなどが抗酸化を促進すると考えられていますが、未だはっきりとした結果が得られているわけではありません。ですが、あるひとつの抗酸化物質が著しく卵子の質を上げると示唆する研究報告が相次いでいます。その抗酸化物質とは、つまり、メラトニンです。

メラトニン

メラトニンは脳内の奥深くにある松果腺と呼ばれる細い分泌腺から夜間に分泌されるホルモンです。もしかするとナチュラルな睡眠補助剤としてすでにご存知の方も多いかもしれません。メラトニンは概日リズムの調整、つまり夜は寝て、朝になったら起きるというリズムを身体に教える目的で使われます。その際に大切な

のは夜間に明るいライトに当たらないことで、なぜなら明るいライトは脳内のメラトニンの生産を抑え、睡眠の質を低下させ、不眠症を引き起こすからです。

　ですが、メラトニンは睡眠を規則正しく調整するだけではなく、受精にも影響を与えます。生物のある種では、メラトニンが季節性繁殖力の調整に関わっていて、羊、牛など動物の赤ちゃんが春に生まれるのはそういったわけです。また、メラトニンは人間の受精にも驚くほど影響を与えます。

　メラトニンが人間の受精にも重要なのだとわかったひとつのきっかけは、卵胞液の中にとても高い値のメラトニンが検出されたことでした。また、卵胞液内のメラトニンの量は卵胞が成長するに従って増えることもわかりました。これは体外受精治療中の女性達を観察していてわかったことなのですが、小さいままの卵胞よりも大きく成長した卵胞内により高い値のメラトニンが見られました。これによって、卵胞の成長に従って増えるメラトニン量が排卵にとって重要な役割を担っていることが示唆されています。

メラトニンと受精

　卵巣内でメラトニンが一体どういう風に作用するのかは未だ、完全には解明されていません。メラトニンはホルモン伝達分子とみなされ、特定の受容体と結合し、それによって細胞にメッセージを送るという働きをしていると以前から考えられていました。言い換えれば、メラトニンは生物学的な影響を直接与える分子ではなく、単なる伝達物質だと考えられていたのです。しかし、1993年にメラトニンはそれだけではなく、直接フリーラジカルを中和させることのできるパワフルな抗酸化剤であることが発見されました。それ以来、多くの様々な研究で、抗酸化剤であることが確認され、ある意味、メラトニンはビタミンCやビタミンEよりも効果的であることがわかっています。

　残念なことにメラトニン分泌量も年齢とともに低下し、結果として卵巣は酸化ストレスに対する自然なプロテクターを失ってしまいます。これが加齢による不妊のひとつの原因だとも言えるわけですが、同時に是正できる要因でもあります。最近の研究でも、メラトニンを摂取することで卵子内の抗酸化防御が改善され、卵子の質の向上が報告されています。

　そんなメラトニンと卵子に関するストーリーは、強力な酸化剤である過酸化水素の存在下で生育したマウスの卵子が適切に発達しなかった実験室で始まります。ですが、メラトニンが追加されると、過酸化水素の有害な影響が遮断され、この興味ある発見でメラトニンが酸化ストレスを防ぐことがわかり、更なる研究につながることになりました。

　それに続いて行われた研究では、メラトニンが抗酸化剤を追加されなくても防御効果のあることがわかりました。例えば、ラボで培養された豚の卵子では、メラトニンを加えて培養された卵子は反応性酸化分子の値が低く、より良く成熟する確率の高いことが確認されています。

　メラトニンの有効性は卵子だけでなく、胚についても同様に確認されています。メラトニンを加えてラボで培養されたマウスの胚は胚盤胞期胚になる確率の上がることがわかっています。また、メラトニンが豚や牛の胚が成長するのを促すことも実験で確認されていて、これは少なくとも抗酸化活性に依ることであると結論されています。

　これらの研究結果から、メラトニンが体外受精治療中の女性の卵子と胚の質をも良くするだろうという見解を医師たちも示し、対人間の臨床投与に踏み切りました。初期の研究で、体外受精治療中の女性にメラトニンを投与したところ、メラトニンが酸化ストレスの値を下げ、卵胞内での細胞酸化ダメージを抑制することがわかりました。実に前途有望な発見でした。

　また別の研究では、メラトニンは酸化ダメージを下げるだけでなく、卵子と胚の質を高めることもわかっています。タムラヒロシ博士によって執り行われた研究では、体外受精治療の最初の段階で9人の女性に治療開始からメラトニンを与え、そしてその卵子の質を前回体外受精した時の質と比較しました。するとメラトニンで治療したあとでは、その質が劇的に改善されていて、前回の治療では27％という値に対して、平均65％の卵子が質の良い胚へと移行しました。

　次のステップでは、体外受精下で実際の妊娠率に与えるメラトニンの影響について調査されました。そのために、タムラ博士と日本の医師グループは、以前体外受精治療に失敗し、受精の確率が低い女性115人を対象に、草分け的な臨床試験を実行しました。次の体外受精を施術する前に、それら女性の半分にメラトニンを与えてみたところ、その女性たちの受精する確率は前回の治療と比べて飛躍的に改善し、ほぼ20％の女性が妊娠するに至りました。

　それとは対象的に、メラトニンを投与されなかった女性のグループでは、前回の治療時と変わらず低い受精率のままで、たった10％の女性しか妊娠に至りませんでした。これらの結果が明示しているのは、メラトニンは体外受精での受精率を高めて、妊娠する確率を倍近くにまで引き上げるということです。

　タムラ博士は、「我々の研究は、不妊に関するメラトニン治療の初の臨床応用を表したものである。本研究は確認される必要があるが、しかし、メラトニン治療が今後、母卵細胞の不良が原因で妊娠できない女性にとって、その質を高める重要なオプションとなりうると確信している」と述べています。

　イタリアで行われた類似した研究では、体外受精の治療前に毎日メラトニンを摂取したところ、未成熟な卵子に対して成熟し

た卵子の割合が増え、それが上質な胚の数を増やしたことが報告
されています。

　これら2つともの研究がメラトニンが卵子の質の不良が原因で
以前に体外受精に失敗したことがありながら、現在もその治療に
挑む女性にとって特に有効であることを示しています。

　残念ながら、もし自然に妊娠したいと望んでいるならメラト
ニンのサプリメントはあまり向きません。なぜなら、メラトニン
には排卵周期をコントロールするホルモンの生成を制御する役割
を担っているかもしれないからです。メラトニンのサプリメント
はそういうわけで、自然なホルモンバランスを乱し、排卵をさま
たげるかもしれないと考えられています。

　ですが、これが体外受精の治療においてはそれほど問題には
なりません。なぜなら、体外受精の治療では人工的に周期をコン
トロールするためにかなりの量のホルモン剤を投与されるので、
自然なホルモン値で排卵を調整する必要がないためです。そう
いった理由で、体外受精で妊娠しようとする女性にとっては、メ
ラトニンは卵子の質を高めるのに有益であり、ホルモンに関する
マイナーな影響は無関係とみなされます。ですが、自然妊娠を望
む女性にとって、反対にそれほど良いものではなく、排卵よりも
卵子を優先するのは高すぎる代償となるかもしれません。

　自然に妊娠したいけれど、同時にメラトニンの有効性を排卵
を乱す危険性なしに享受したいと思うならば、日中、光にあたる
ことによって正常なメラトニン分泌量を自然に回復させることも
可能な方法です。たとえば、昼間に散歩に出かけるのはとても良
い方法です。メラトニンは日中、1時間か2時間日光にあたるこ
とによって夜間の生成レベルが高まるからです。反対に、夜間の
明るいライトは人為的にメラトニンの分泌量を抑えるので、部屋
は薄暗くして、寝床に入る1時間から2時間前から携帯など明る
いスクリーンを見るのは避けるのが賢明でしょう。

　またサワーチェリーなど、ある種の食物にも微量のメラトニンが含まれています。自然なメラトニン源を摂取する方法としては、夜寝る前にサワーチェリージュースなどを飲むのも簡単な方法だと思います。高濃度のサワーチェリージュースは、Monteorency variety of tart cherriesで検索するとオンラインで見つけることができます。

メラトニンのサプリメントを加えること

　最新の治療方法を常に把握している不妊治療の専門クリニックでは、今やごく普通にメラトニンのサプリメントを卵子の質が良くない体外受精治療の患者に推奨しています。

　体外受精治療で卵子の質における臨床試験で投与されるメラトニンの量は3mgの錠剤で、普通、治療開始にルプロンのようなGnRH拮抗薬が投与された日の就寝前に服用します。メラトニンのサプリメントは日中眠くなったり、フラフラしたり、イライラが募ったり、稀に鬱がひどくなったりという副作用があるかもしれません。もし副作用がひどいようでしたら、投与量を減らすと良いかもしれません。

受精を促すその他の抗酸化剤

先にも述べたように、自然妊娠を希望しているのでしたら、メラトニンは卵子の質を高めるのに適したサプリメントとは言えません。そのかわりに、同じような有効性を持つ抗酸化剤を摂取すると良いでしょう。これから紹介するサプリメントは、卵子の質向上に対する有効性について確証を得られているわけではありませんが、サプリメントの服用計画にいずれかのひとつでも加えてみることは無駄ではないと思います。また、特に卵子の質の良し悪しがより問われる体外受精を考えているのであれば、メラトニンと合わせて摂取すると良いでしょう。

ビタミンE

　ビタミンEはナッツ、種子類、油脂などに含まれる脂溶性抗酸化剤です。動物と人間を対象に行われた予備段階の研究では、ビタミンEが卵子の質に有効である可能性が示唆されています。最も興味深い例のひとつとして、人を対象にビタミンEとメラトニンの卵胞内でフリーラジカルを減少させる効力についての比較研究があります。その研究結果によると、どちらのサプリメントも効果的であることがわかりましたが、フリーラジカルを防ぐために、ビタミンEはメラトニンの200倍の用量が必要だということもわかりました。つまり、3mgのメラトニンと同じ効果を期待するなら、600mgのビタミンEが必要になるということです。

　この研究では、1日の最大用量の2倍に当たる高用量のビタミンEを使ったわけですが、これをもっと実用的な視点から説明すると、ビタミンEのサプリメントはしばしばインターナショナル・ユニット（International Unit）を略した「IU」という単位でラベルに記されています。600mgをIUに換算すると900IUと等しくなります。典型的な妊婦用総合ビタミン剤に入っているビタミンEは30から60IUであり、ビタミンEのサプリメントでの含有量は400IUが一般的です。

　ビタミンEの安全性は一般的にとても高いとみなされていますが、欧州食品安全機関は成人で1日に300mg以上のビタミンEは摂取しないようにとの指針を示しています。300mgというのは、450IUに相当します。

　間違いなくアメリカのトップ体外受精治療クリニックと言えるコロラド生殖医療センター（The Colorado Center for Reproductive Medicine [CCRM]）では、体外受精治療をこれから受ける女性は1日に200IUのビタミンEを摂取することを推奨しています。その理由は、400IUは健康全般を鑑みた場合、良いとは言えないという研究結果に依るとしています。

　ビタミンEは、それだけで卵子の質を劇的に高める効能はありませんが、それでも、斬新的に高める助けにはなります。

　2014年に発表されたエリザベス・ルーダー医師がその同僚と共に行った研究は、ビタミンEが原因不明の不妊に悩む女性にとって、特に効果的であるとの見解を示しています。この研究では原因不明の不妊症で、体外受精と子宮腔内受精での妊娠を希望している女性400人以上を対象に行われ、その結果として、35歳以上の女性ではよりビタミンEを摂取した人ほど短い期間内で妊娠することがわかりました。

　さらなる研究は必要ですが、この分野の専門家はこぞってビタミンEが女性の加齢と共に自然に起こる抗酸化剤の減少を相殺する可能性があるとしています。妊婦用総合ビタミン剤に加えてビタミンEのサプリメントを摂取しようと思うならば、健康被害を防ぐためにも含有量が200IUを超えないようにしてください。

ビタミンC

　ビタミンCは水溶性の抗酸化剤で、その多くが卵胞内で自然に見られます。高齢のマウスでは、ビタミンCとEの両方が加齢から起きる卵巣の機能低下を少なくともいくらか抑制することがわかっています。また、豚の胚を使った臨床実験でも、ビタミンCの派生物質もその質を高めることがわかっています。ですが、人を対象にした研究では、ビタミンCを追加摂取することで受精の確率が高まるという実証には至っていないのが現状です。

　ですが、ビタミンCサプリメントの使用について数少ない肯定的な結果のひとつは、先述したビタミンEと同じ研究から得られました。その研究は、ビタミンEサプリメントの有効性を調べることに加えて、ビタミンCサプリメントも原因不明の不妊に悩む女性に有効かどうかを調べるものでもありました。

　その結果、少なくとも健康的に適正体重で、35歳未満の女性がサプリメントでビタミンCの摂取を増やした場合、短期間での

妊娠に結びつく可能性が高まることが明らかになりました。注意していただきたいのですが、とは言え、この結果が肥満気味の女性や高齢の女性には効果がないといっているわけではない、ということです。むしろ、この研究ではちゃんとした結果が得られなかったという可能性の方が高いと言えます。なぜなら、この研究ではビタミンCの投与量が低すぎた可能性もあるからです。この研究に関与した研究者たちも、標準よりも体重の重い人や高齢出産の枠にいるほとんどの人へのビタミンCの投与量が、すでに高かった酸化値を正常化するのに足りていなかった可能性を指摘しています。

　ビタミンCのサプリメントを加えるならば、CCRMは1日500mgを推奨しています。

アルファリポ酸

　アルファリポ酸は、すでに抗酸化剤としての地位をしっかりと確立しているサプリメントで、それが理由で卵子の質向上に効果があるのではないかと考えられています。体内で自然に生成されるこの抗酸化剤は水溶性であると同時に脂溶性であるという珍しい特性があります。ビタミンCは水溶性、ビタミンEは脂溶性という特性を考えるとき、この2つの抗酸化剤は到達範囲が限定されてしまいますが、それとは対象的にアルファリポ酸の到達範囲は広くなるということです。

　また、アルファリポ酸はエネルギー生産を助けるミトコンドリア内に自然に存在していることからも、頼もしい抗酸化剤と言えます。動物を対象にした研究で、アルファリポ酸がミトコンドリアを加齢によるダメージから保護することがわかりました。また、人がアルファリポ酸のサプリメントを摂取する場合、血流内の全抗酸化値が著しく上がり、抗酸化酵素の働きが増加することもわかっています。

　アルファリポ酸が受精を高めることも明らかになっていて、例えば、臨床実験では卵子の成熟、胚の生存共にこの抗酸化剤によって高められたことが確認されています。

　CoQ10の画期的研究を推進したトロントの不妊治療の専門医は、卵子の数量と質に対するアルファリポ酸の効能についても調べていました。この研究では、CoQ10とアルファリポ酸を取り上げ、双方ともミトコンドリアの機能を高め、結果的に卵子の質も高めるという仮説を立て、それを試すためマウスにCoQ10あるいはアルファリポ酸のいずれかのサプリメントを与えました。CoQ10、アルファリポ酸共にかなりの有効性を発揮するのではないか、なぜならこれら2つの物質は単なる抗酸化剤であるだけではなく、直接ミトコンドリアの活性化にも関わるのではないかと研究者たちは考えていました。

　ですが、結果は、CoQ10は卵子の数量を増やし、その質を高めることが明らかになったのですが、アルファリポ酸を摂取してもCoQ10と同程度の効果は得られないとする結論に至りました。にもかかわらず、この残念な結果から3年が経過した2013年に同じ研究機関が発表した文献には、アルファリポ酸のようなミトコンドリア栄養素をサプリメントで補うことが卵子、胚の質を高め、高齢女性の妊娠する確率を高めるであろうという従来の推論を支持する論文が掲載されています。

　また他にもアルファリポ酸が特にPCOS患者の受精率を高める可能性があるという結果も報告されています。その中にはインスリン感受性も患っている女性が16週間に渡って1日に2回600mgのアルファリポ酸を服用したところ、それが改善され、正常に排卵するようになったという報告も含まれています。

　このように、アルファリポ酸が卵子の質を高めるという確証はまだ大規模な臨床研究で得られていませんが、この分野の研究者たちは諦めずにアルファリポ酸がPCOSという疾患だけではな

く、その他でも効果を発揮する可能性を立証しようと研究を続け
ています。そんなアルファリポ酸ですが、卵子の質を高めるはず
だという確たる理論的理由があるのと、安全性も確認されている
ので、CoQ10やメラトニンのようなサプリメントの効果をより
高める付加的なサプリメントとして摂取するのは価値のあること
だと思います。

アルファリポ酸の安全性と副作用

　アルファリポ酸の臨床実験では、重篤な副作用は報告されて
はいないものの、最も一般的な副作用としては嘔吐が報告されて
います。とはいえ、1日600mgという高用量でも稀なことではあ
ります。

　また、アルファリポ酸は甲状腺ホルモンを減少させる可能性
もあることが指摘されていますので、もし甲状腺に関する問題が
ある場合は主治医に相談するまでこのサプリメントは摂らないで
ください。他に、糖尿病の血糖値を正常に近づける効果もあるか
もしれないと言われていますので、もし糖尿病に罹患している場
合、このサプリメントを摂取し始めたら、慎重に状態を観察して
ください。最終的には、糖尿病の投薬量を減らせる可能性もあり
ます。

用量とアルファリポ酸の還元型

　アルファリポ酸がどれくらい卵子の質に有効なのか、その分
野での研究はほとんどされていない事から、その適切な用量とい
うのがはっきりしていないのが現状です。現段階でのベストは一
般に臨床で投与されている用量を試してみる事です。その用量で
糖尿病性神経痛など他の症状には有効であることが明らかにされ
ているからです。臨床での用量は1日につき600mgです（PCOS
の場合はこの2倍の量、つまり、朝晩に600mgずつ服用すること
が効果的であることも明らかにされています）。このサプリメン

トを摂るべきかどうか迷う時には、いきなり600mgから始める
のではなく、他のケースでの基本用量でもある1日100mgくらい
の低い用量から始めてみると良いと思います。

　そして、このサプリメントを選ぶ際に大切な事は、適切なア
ルファリポ酸の還元型を知っておく事です。アルファリポ酸が体
内に取り込まれると、Rリポ酸と呼ばれる型に変化しますが、そ
れが研究室で作られる際、化学基の1つをひっくり返して、分子
全体がRアルファリポ酸の鏡像のようにすることがあります（鏡
に映った時に左手が鏡像では右手になるのと同じ原理）。

　多くのアルファリポ酸サプリメントはこれら2つの型、左手型
と右手型分子が混じったものですが、具体的に「Rアルファリポ
酸」とか「R-α リポ酸」と明記されているものであれば、それ
は体内で自然に作られる型ですからそちらを選ぶと良いと思いま
す。この型は簡単に体内に吸収され、より効果的です。

　アルファリポ酸は空腹時により良く吸収されますので、この
サプリメントを最大限に活用するためには、食事の30分前、も
しくは食事の2時間後に服用すると良いでしょう。

N-アセチルシステイン

　卵子の質と受精に効果的なのではないかと考えられている他
の抗酸化剤として、N-アセチルシステインがあります。N-アセ
チルシステインはアミノ酸誘導体で、抗酸化剤としての効果があ
り、細胞内でグルタチオンと呼ばれる別の抗酸化剤の活動を促進
します。またN-アセチルシステインは通常、タイラノール、パ
ラセタモールなどの名で知られている鎮痛剤であるアセトアミノ
フェンの過剰摂取時に解毒剤としても使われます。

　N-アセチルシステインと受精に関するほとんどの研究がPCOS
に焦点を絞ったもので、N-アセチルシステインが排卵を促すこと
や、PCOSに罹患している場合、排卵誘発剤のクロミッド（Clomid）

との併用で妊娠率の上がることなどがそれらの研究から明らかにされています。

　ある臨床試験では、1回のサイクルで5日間 N-アセチルシステインとクロミッドを服用するのを12サイクル行った場合、プラセボの対照グループの57％と比較すると併用グループは77％まで妊娠率が上昇し、また排卵の率も上がり、流産率はかなり低くなったと報告されています。

　別の類似した臨床試験からはもっと著しい結果が得られました。PCOSで、平均4年以上不妊に悩んでいる女性が N-アセチルシステインと排卵誘発剤クラミッドを5日間摂取したところ、その治療の後、プラセボ対照グループが28％であったのに対し、併用グループでは45％が排卵し、さらに実際に妊娠したのは、対照グループが9％であったのに対し、併用グループは21％であったという結果に至りました。

　多くの論文で N-アセチルシステインがインスリン反応を改善することでPCOSによる排卵の乱れを改善する可能性があるという仮説が立てられていますし、また別の研究でも N-アセチルシステインが実際にPCOS患者のインスリン値とテストステロン値を抑えたという結果を報告しています。

　また、N-アセチルシステインは抗酸化剤でもあるので、PCOSに罹患していない人でも、その卵子や受精に効果があるのではないかと考えられています。特に、加齢が及ぼす卵子の質の悪化に対して、抗酸化剤として効果があるかもしれないと考えられています。

　今の所、この考えを支持する結果は動物に対して行われたごくごく最近の研究からのみ得られている程度ですが、それでも将来に希望の持てる結果だと言えます。例えば、マウスに対して行われたある研究では、N-アセチルシステインによる短期間の処置であるにも関わらず、受精卵の数、質ともに改善され、胚への成

　長を促すことが明らかにされました。これが長期間の摂取になると、一般的な加齢による受精の衰えが防げるのではないかと考えられます。

　この研究の起草者は抗酸化剤としての N-アセチルシステインが卵子と胚の質に対して有効に働き、卵巣内の酸化ストレスを減少させることによって卵巣の加齢を防ぐか、または遅らせる可能性を示唆しています。実際、同じ研究機関によって行われた初期の研究で、N-アセチルシステインが酸化ストレスを減少させ、染色体損傷の減少、染色体不安定性の抑制に貢献して、卵子と胚の成長を促すことが指摘されています。

　またこれとは別に、2012年に行われた研究でも、ブタの卵巣から取り出された未成熟な卵子を N-アセチルシステインの有る無しで培養したところ、N-アセチルシステインを加えて培養した方の卵子では、損傷したDNAを持つ卵子のパーセンテージが減少し、胚盤胞期に移行した胚の確率の上がったことが確認されました。また卵子と胚の成長も向上していました。

　人を対象にした研究ではまだ確証にいたっていませんが、同じように人の卵子と胚の質にとっても著しい利点となりうるかもしれません。そして、N-アセチルシステインは体外受精を望む女性にとって、いずれもっと一般的に推奨されるサプリメントになる可能性があるのではないかと思います。

　今現在の研究で、N-アセチルシステインがPCOS患者を受精しやすくするのに有効であるらしいことはわかっており、それ以外のことは未だ解明の途中ですが、とても効果的な抗酸化剤であるだけに、PCOS以外の人たちの卵子、胚の質を改善する可能性もあるように思います。

　また、N-アセチルシステインに関する研究で示唆されている興味ある動向として、流産のリスクの減少というのがあります。原因不明の習慣流産のグループに毎日600mgのN-アセチルシス

テインを葉酸と一緒に投与し、葉酸だけのグループとの妊娠成績についての比較を行いました。その結果、N-アセチルシステインと葉酸のコンビネーションが流産を劇的に減少させることがわかりました。N-アセチルシステインを服用していた人はしていなかった人と比べて、約2倍も赤ちゃんをお家へ連れて帰る機会が増えたのです。

　他の研究ではまた N-アセチルシステインが、確率的にPCOS患者の流産率を60％減少させることも明らかになりました。どうやらこれはPCOSの人だけでなく、そうでない人にも有益であると考えられます。ですから、もし原因不明の流産を複数回経験しているのであれば、このサプリメントを使ってみることをお勧めします。

N-アセチルシステインの安全性と副作用

　N-アセチルシステインは広く処方されていますが、このサプリメントの安全性は完全に確認されていません。例えば、鎮痛剤多用量の解毒に N-アセチルシステインを使用した際にひどいアレルギー反応が報告されています。喘息に罹患している場合のアレルギー反応が特にひどく、危険を伴いますので、必ず N-アセチルシステインを摂取する場合は医師に相談し、その管理のもと安全性について確認したのち、使用してください。

N-アセチルシステインの用量

　臨床試験でPCOS患者が治療を受けた際の用量は1日1.2gでしたが、これはとても短い期間で、5日間、クロミッドと一緒に投与されました。この研究で、習慣流産の場合は1日に600mgが処方されました。

まとめとして

酸化ストレスが卵巣の老化の根本をなす主なメカニズムだとの見解を多くの研究者が示しています。卵子の酸化損傷を防ぐには、卵子の自然な抗酸化剤によって、フリーラジカルのような反応性酸化分子を継続的にチェックし続ける必要があります。ですが、加齢、PCOS、もしくは原因不明の不妊症に悩む女性では、この自然な抗酸化防御システムがうまく働かなくなっているので、抗酸化剤を別に補給してあげることが必要になります。

　メラトニンは卵子の質を高めるのに最も効果的な抗酸化剤ではありますが、自然な妊娠を望む女性にとってそれは排卵を阻害する可能性があります。もし体外受精での妊娠を考慮しているのであればメラトニンは有効です。またビタミンE、ビタミンC、アルファリポ酸などは自然妊娠でも有効なオプションと言えるでしょう。

第8章

PCOSに
ミオイノシトール

インターミディエイトとアドバンスの方におすすめ

PCOSやインスリン抵抗性で悩む人の排卵を正常に回復させることと卵子の質を改善することに有効なのがミオイノシトールです。それらに罹患していなくても、不規則な排卵に悩む人にも良いのではないかと考えられているミオイノシトールですが、他にもインスリン抵抗性が関わる流産を防ぐ役割も果たすのではないかとの期待も持たれています。

ミオイノシトールがおすすめではない場合：

多くの研究でミオイノシトールが安全であることは確認されていますが、副作用がないわけではありません。統合失調症、双極性障害など精神的な病気を抱えている場合は注意しながら服用する必要があります。なぜなら、躁病エピソードの悪化という理論上の危険性があるからです。

なぜミオイノシトールなのか？

ミオイノシトールは最近になって不妊治療用に広く勧められるようになったサプリメントですが、その卵子の質に影響を与える役割については10年以上前から取り沙汰されていました。2002年、トニー・チウ医学博士と香港の研究グループはビタミンBと卵子及び胚との直接的な関連性について初めて研究し、その結果を発表しましたが、その結果は体外受精の治療中であった53人の各卵胞内のミオイノシトール値を追跡調査したことから得られたものでした。その追跡調査で、各卵胞内のミオイノシトールの量とその卵子の質を比較し、後に受精に至ったかどうかを調べたのです。

　結果は歴然としていました。受精しなかった未成熟な卵子を含む卵胞よりも、後に受精に成功した成熟した卵子を含む卵胞内のミオイノシトール値の方が高かったのです。この同じ研究で、卵胞内のミオイノシトールの濃度と胚の質との関係も明らかにされました。後に質の良い胚になる卵子を含む卵胞の方がより高いミオイノシトール値を示していました。

　チウ博士は、もっと初期の段階で、この化合物がイノシトールリン脂質と呼ばれる重要なシグナル伝達分子の前駆体であることが明らかになったのに触発されて、卵胞内のミオイノシトール値を調べることを思いついたと言います。このシグナル伝達分子はメッセージを伝達することによって、成熟中の卵子を含んだ細胞内で広く生物的活動を調整しています。

　ミオイノシトール値と質の高い卵子間の新しい関連性は興味深い研究の可能性をもたらし、サプリメントにミオイノシトールをさらに追加すると、おそらく卵子の質と受精の率を高めるのではないか、という仮説が立てられたわけですが、この仮説を巡って5年以上研究が続けられた結果、これがそれほど簡単なことではないとわかりました。結局、ミオイノシトール・サプリメント

はPCOS、もしくはインスリン抵抗のある女性には効果的であるという明示的な結果のみが得られて終わりました。

ミオイノシトールとPCOS

なぜPCOSにミオイノシトールが効果的なのかを理解するためには、この状況で起こるホルモンバランスの崩れという根本的な原因に戻る必要があります。PCOSは正常体重の人でさえ高インスリン値に関係していることは医師たちの間で30年以上前から常識となっています。高インスリン値は、卵巣内のテストステロンなどのホルモン値を高め、それによってPCOSの不妊を直接引き起こす原因になっているのです。

この認識をもとに、PCOSは身体をもっとインスリンに対して反応できるようにする様々な薬を使って治療されます。これらの薬の目的は血流からグルコースを吸収するというインスリンからのメッセージに細胞をもっと敏感に反応させることです。そうすることによって血中グルコース値をもっとよくコントロールし、インスリン値を低くすることができます。一例として、メトホルミンがあり、これはPCOSや糖尿病の血糖値を改善する薬物として広く研究されています。

PCOS患者の受精率を高めるためにメトホルミンを使うというのは、インスリン値を正常に戻すことによって生殖ホルモンのバランスを整え、排卵を正常に戻すこともできると、理論上はそういうことなのですが、このメトホルミンには、吐き気、嘔吐という激しい副作用のあることがわかっています。そして、どれくらい効果があるのかがわかっていないのです。

こういった背景に対して、受精率を高めるという究極的なゴールを目標に、PCOS患者のインスリン機能を高めるのに代替えとなるサプリメントを探す研究が始まっており、それがミオイノシトールというわけです。イノシトール系分子のいくつかがインス

リン機能および糖代謝に関与していることとミオイノシトールが
PCOSを激減させる可能性のあることはすでに知られていました。
そして、このパズルの最後のピースを埋めるのがチウ博士の卵胞
内の高ミオイノシトール値が卵子の質の高さと関連していること
を明らかにした研究でした。

　これらすべてを合わせて、ミオイノシトールがおそらくPCOS
患者のインスリン活性、排卵、卵子の質を向上させるのではない
かと推論し、そして、それが実に正しかったわけです。

　多くの研究が現在も引き続き、ミオイノシトールのサプリメ
ント服用がPCOS患者にとって効果的であることを確認していま
す。初期の研究のひとつで、半年に渡って、ミオイノシトールを
PCOS患者25人に投与した結果が2007年に発表されました。こ
の研究に参加した女性は、その研究が始まる以前に少なくとも1
年間不妊症を患っていて、また、1年に来る生理が6回未満しか
なく、その原因というのがほとんどの場合、排卵機能障害である
ことが確認されていました。ですが、半年間ミオイノシトールを
服用した結果、患者の72％の排卵が正常に戻り、その半分の患
者が妊娠するに至ったのです。

　その後の複数の研究でも、類似した結果が得られ、それら臨
床実験には偏りを最小限に抑えるダブル・ブラインド法も、もち
ろん含まれていました。結果は明らかでした。21％しか効果の
なかったプラセボ対照グループと比べて、ミオイノシトール服用
グループは70％近くが正常に排卵していたのです。

　これら排卵の正常化と自然に妊娠する確率が上がったという
研究結果の全てはミオイノシトールの肯定的な一部分を表してい
るに過ぎません。体外受精治療を施す医師たちは、ミオイノシ
トールがPCOS患者の卵子と胚の質に効果的な影響を与えるとこ
ろをつぶさに目撃しています。

　最初にミオイノシトールの効果が確認された体外受精の研究では、体外受精治療サイクルの投薬が始まった最初の日にミオイノシトールが投与されました。その結果、ミオイノシトールを投与されなかったグループと比べて、されたグループは成熟した卵子が採取される確率が上がり、未成熟及び変性卵子の数が減少していたことが確認されました。さらに、卵巣の刺激過剰が原因で断念する治療の回数も少なくなったのです。

　PCOS患者の場合、早くにミオイノシトールのサプリメント摂取を始めると体外受精の結果により良い影響を与えました。ダブル・ブラインド法でひとつのグループには葉酸に加えてミオイノシトールを日に2度、3ヶ月間投与し、もうひとつのグループには葉酸のみを与えたところ、体外受精治療が始まると、後者のグループに比べてミオイノシトールも投与された前者のグループの卵胞はより成熟していて、より多くの卵子が採取でき、未成熟な卵子の採取は少ないという結果が出ました。興味深いことに、この研究でミオイノシトールを投与された女性が質の高い胚である確率がより高いこともわかっています。その数字たるや葉酸のみのグループの29％に対してミオイノシトール投与グループは68％との結果が出ています。

　つまり、要約すると、ミオイノシトールは、PCOS患者のインスリンを低下させ、血糖値のコントロールを改善する傍ら、卵子成熟と胚の質を高める可能性もあるということです。そして、インスリン感受性の乏しい女性だけに関与する効果ではないということです。2011年にイタリアで行われた研究では、インスリン反応は正常なPCOS患者でも体外受精の際、ミオイノシトールを使用した治療で卵子と胚の質が向上したことが明らかになりました。

PCOS患者でない場合

　PCOSに罹患していない場合、残念ながら、ミオイノシトールはそれほど有益ではありません。確かに2002年に行われたチウ博士の研究で卵胞内のミオイノシトール値と質の高い卵子との関連性が示され、卵子の質にとって一般的な効果も得られるのではないかと期待したいところですが、人を対象にした研究でその結果にはまだ至っていません。

　体外受精治療前の３ヶ月間、PCOSではない女性を対象に、これもイタリアで行われた最近の研究での結果は期待外れに終わりました。なぜなら、ミオイノシトールは実のところ成熟した卵子と胚の数を減少させる可能性を示したからです。プラセボのグループに比べるとミオイノシトールを投与されたグループの移植率と妊娠率はいくらか高かったものの、この研究は規模があまりにも小さく、この違いが本当なのか偶然起こったものなのか調べることができませんでした。

　この研究の責任者は、成熟する卵子の数が減少するのは体外受精の治療ではそれほど悪いことではないという認識を示しました。それというのも、それはミオイノシトールが、この治療過程で度々行きつく結果である排卵性過剰刺激の危険を回避させたのではないか、とも考えたからです。この排卵性過剰刺激は体外受精の治療中にあまりにもたくさんの卵胞が成熟し、それが原因で重篤な合併症を起こす危険性があるのです。

　とはいえ、今現在の研究で明らかになっていることは、ミオイノシトールは他の理由での不妊症よりPCOSによる不妊症にはるかに大きな効果があるということです。ですが、もしかすると、PCOSに罹患していないと診断されていて、でも、インスリン抵抗がある場合、または定期的に排卵せず、医師もその原因を特定できない場合、ミオイノシトール摂取を考えてみると良いかもしれません。PCOSでよく見られる潜在的なホルモンバランス

の崩れなどがあるかもしれず、その場合、ミオイノシトールから排卵の正常化などの効果が得られるかもしれません。

ミオイノシトールと流産

ミオイノシトールはまた、流産を防ぐ効果があるかもしれないと考えられています。今までの研究で、複数回の流産を経験している女性から高いインスリン抵抗値が検出されており、ある研究では流産したことのある女性のグループではインスリン抵抗が2倍から3倍も多く見られました。同様に、インスリン抵抗はPCOSに罹患している女性の流産する危険性を高めると考えられています。

　理論では、インスリン抵抗が流産するリスクを高める場合、ミオイノシトールのようなインスリン抵抗に対抗するサプリメントが効果的なのではないかと考えられます。ですが、このミオイノシトール使用に関する考えは推論の余地を出ません。なぜなら、流産というのはインスリン抵抗だけではなく、それとは無関係の様々な要因で引き起こされる場合もあるからです。とはいえ、ミオイノシトールの安全性を考え、もし複数回の流産を経験しているのであれば尚更、できることは全てやってリスクを回避するためにも、このサプリメントを加えてみるのは一案かもしれませんん。

安全性と副作用、そして用量

ミオイノシトールの安全性はとても高いといえますが、1日12gという高用量の場合のみ吐き気など、軽度の消化管系副作用の出ることがあります。臨床試験で一般的に効果的だと認められた用量は1日4gとなっています。それを2回に分けて、朝と夜に服用します。

D-キロイノシトールについて

名称が似ている上、ミオイノシトールに関係した化合物にD-キロイノシトールがあります。しばしばPCOSの患者の不妊治療に使われていますが、どうやら卵子の質を低下させ、数を減少させるという真反対の影響があるのではないかと考えられています。このマイナス効果は、残念ながら広くは知られていません。初期の研究で得られたD-キロイノシトールの有効性に関する可能性は、最近の研究になればなるほど、このサプリメントが卵子の質に何ら有効でないばかりか害悪になるかもしれない結果が相次ぎ、すっかり影を潜めることになっています。ごく最近の研究結果の一例として、イタリアでPCOS患者にD-キロイノシトールを投与したところ、プラセボのグループよりも卵子の数も質も低いという結果が報告されました。

　また研究では、なぜD-キロイノシトールがPCOSにとって逆効果なのかも明らかになり始めています。PCOSは、ミオイノシトールがD-キロイノシトールへの過剰変換に関わり、正常なミオイノシトール値を消耗させる可能性が明らかになっています。これが卵子の質を落とすことにつながるわけですが、これによってなぜミオイノシトールが卵子の質を高め、D-キロイノシトールが単に問題を悪化させるのかの理由の説明もつきます。

まとめとして

このように、ミオイノシトールは今や、排卵の正常化、卵子の質の向上、妊娠性糖尿病の抑制に効果的であるという理由から、PCOSの女性に一般的に推奨されているサプリメントです。PCOSに罹患している場合、ミオイノシトールを数週間、もしくは数ヶ月の単位で摂取すると失われていた自然妊娠への道を回復させる可能性があります。または、排卵のない人やインスリン抵抗のある人の受精率を高める可能性もあります。またミオイノシトール

はインスリン値を低下させることによって流産の危険性を減少させる可能性もありますが、更なる研究が待たれるところです。

第9章

卵巣予備能力低下に
DHEA

アドバンスプランの方へおすすめ：

デヒドロエピアンドロステロン（以下、DHEA）はこの頃では一般的に、卵巣予備能力低下や加齢が原因の不妊に悩み、体外受精の治療を受けようと思っている人の準備期間に広く用いられています。ですが、DHEAの使用を指示する科学的根拠にはまだ議論の余地があります。それでもこの分野の研究は、DHEAが卵子の数を増やし、その質を高める可能性を示しています。また、DHEAは、染色体的に正常な卵子の数を増やし、流産する可能性を減少させるかもしれないとも考えられています。

DHEAがおすすめでない場合：

DHEAは栄養補助サプリメントとして店頭で売られていますが、実はホルモン剤なので摂取する前に不妊治療専門医に相談した方が良いでしょう。もしPCOSやガンなどに罹患している場合は摂らないでください。

DHEAを取り巻く背景

DHEAの話しはニューヨーク在住のある女性の経験から始まります。この女性は40歳を過ぎていましたが、なんとしても妊娠したくて、その確率を上げるためにリサーチを繰り返していました。そんな中、体外受精治療を始める一環としてサプリメントを摂る際、DHEAが卵子の数を増やすという論文を見つけます。そして、それを実行したところ、その結果は驚くべきもので、彼女が通っていたクリニックは、あっという間に体外受精治療にDHEAを使う先駆者的存在になりました。それから数年後には、DHEAは卵子と胚の質を高めるために体外受精患者に日常的に使われるようになりました。不妊治療の第一人者であるノーバート・グレーチャー医師もDHEAが加齢が原因で不妊の女性や卵巣の早期老化に悩む若い女性にとって、革命的不妊治療の一端を担っていることを示唆しています。

　ですが、DHEAは長年、議論の渦中にあり、今現在も体外受精治療クリニックはその価値について賛否両論、意見が二分されています。DHEAの効果的な結果はこの分野における大躍進として歓迎される反面、研究方法が的確ではないとの理由で批判を受けるといった具合です。確かに、DHEAにはまだ多くの不明な点が残されていることは確かですが、ここまでの研究結果の比重は現時点で卵巣予備能力低下である場合、体外受精治療が始まる前の3ヶ月間、DHEAを摂取することは妥当だとするエヴィデンスは出揃っていると思います。

DHEAってなに？

デヒドロエピアンドロステロンの略語であるDHEAは、エストロゲンおよびテストステロンの生成の中間段階として副腎および卵巣によって生成されるホルモン前駆体です。　これら2種のホル

モンの前駆体であるという理由から、サプリメントとして服用すると、卵巣内のこれらのホルモン値を高める作用があります。

　DHEA値は普通、年齢とともに下がっていき、その結果、アンチエイジングや更年期障害の症状を和らげるサプリメントとしてもてはやされています。また、このサプリメントはステロイド同化作用の代わりとして運動能力向上サプリメントとしてアスリートも使っています。この章では、DHEAも体外受精治療での卵子採取の数、その質を高め、それが結果的に妊娠するチャンスを高めることについて説明していきたいと思います。

受精を促進させるDHEAの発見

DHEAを使って受精率をあげる先駆者的存在は、ニューヨーク州の大きな体外受精治療クリニックであるヒューマン生殖センター(the Center for Human Reproduction [CHR]）の生殖内分泌学者たちでした。その施設では、卵巣予備能力低下の高齢出産を驚くほどの確率で成功に導いています。ですが、彼らのこの実績はある女性患者から始まります。その女性は43歳で、自分の卵子数をあげるためになんでもやってみようと、それ関連の医学論文を読みあさっていました。

　DHEAをとる以前の最初の治療で、彼女はたった1個の卵子と胚しか生産できず、担当医は自分の卵子を使って体外受精治療を続けることは諦めた方が良いのではないかと言ったほどでした。どうしても自分の卵子で子供を産みたかった彼女は、どんなことでも助けになるかもしれないと思い、科学的文献を検索し始めました。

　そんなリサーチの最中に、ベイラー大学の研究機関から発表された体外受精治療におけるDHEAの効果に関する可能性を示唆した論文に偶然に行き当たります。ベイラー大学での研究論文には、5人の女性に2ヶ月間DHEAを投与したところ、卵子の数が増

えたことが書かれてありました。ですが、この研究結果に日の目が当たるのは、その実験から数年後に、この女性がその論文を発見し、そして彼女自身がニューヨークのそのクリニックで実際にそれを試してみてからです。

ベイラー大学の論文を読んだ後、彼女は担当医に知らせることなくDHEAを服用し始めました。そして、その2回目の治療で、彼女は3つの卵子と胚を生産したのです。

驚いたことには、彼女はDHEAを摂取し続けたのですが、その卵子と胚の数は着実に増えていきました。彼女自身はDHEAが原因なのではないか、と気づき始めましたが、何と言っても、担当医が驚きを隠せませんでした。なぜなら、彼女の年齢で生産される卵子の数、質ともに悪くなることはあっても、良くなることなどないからです。結局、彼女は9回目の体外受精治療で16個の胚を生産しました。

卵子の数が継続的に向上していったことから、DHEAの効果は累計的であることがわかります。つまり、DHEAは排卵までにまだ数ヶ月を要するであろうとても早い段階の卵胞に働きかけるので、効果が現れるまでには時間がかかるのだと、今ではそのように理解されています。

そんな素晴らしいDHEAに関する結果が初めて得られてから、たった6年後の2011年には、世界中でかなりの数の体外受精クリニックが卵巣予備能力低下の女性にDHEAを勧めるようになっています。DHEAの使用は、数々の研究がこのサプリメントが実際に妊娠するチャンスがほとんどないと思われている女性の体外受精治療の結果を向上させているという指摘と一致しています。

ですが、未だ多くのクリニックがそれらの研究結果に半信半疑で、DHEAを使わないところもあるのが実情です。どうしてこのような選択の違いが出てくるのか理解し、どちらに同意するのか選ぶためには、これまでの研究で明らかになった事柄を理解す

ることが役に立つでしょう。ですが、その前に、DHEAから効果を得られる可能性の高い人についてお話ししましょう。

DHEAを摂取した方が良い人

DHEAの研究のほとんどが卵巣予備低下との関連性に焦点が当てられています。この卵巣予備能低下が、特に高齢出産の女性にとって体外受精治療の上手く行かないことの主な原因になっています。その成功率は、ある報告によると2%から4%と言われるほどです。

この問題のひとつには、30代後半に差し掛かると、成熟し始めるために補充される卵胞の数が減少してしまうことが考えられます。これが30代後半から40代にかけての女性の体外受精治療成功の確率を限定してしまう原因になっています。そして、40歳以上の女性はほぼ例外なく卵巣予備能低下だと考えられています。

また、原因は完全に特定されていませんが、若い女性にも時々この卵巣予備能低下が見られ、その場合は「早期卵巣老化」と呼ばれています。若い女性の場合、卵子成熟のかなり早い時期に卵胞の数を反映するAMHと呼ばれるホルモン値を計測して診断が行われます。AMH値計測の結果と合わせて卵胞の数を超音波検査で数え、体外受精の間に幾つの卵子を採取することが可能であるかの予想を立てます。

もし担当医が少数の卵子しか採取できないであろうという予測に至ったなら、卵巣予備能低下だと診断されます。

しばしば、卵巣予備能低下の人たちを「低反応」の人たち（"poor responders"）と呼ぶことがあります。それというのは、卵巣が刺激薬剤に対して期待通りの反応を示さず、ごく少量の卵子しか採取できないことによります。

　低反応患者と卵巣予備能低下、もしくは早期卵巣老化の人た
ちは一般的に体外受精の成功率はとても低く、採取卵子の数があ
まりにも少ないので、その後の治療が打ち切られることもよくあ
ります。このように、この種の不妊治療は極めて難しく、DHEA
が体外受精治療時の卵子数を増加させることによって、この問題
の核を捉えているのではないかという理由からDHEAの研究はこ
れらの問題との関連性に特化しているのです。

　現在の研究経過に基づいて、不妊治療の専門医は卵巣予備能
低下と診断され、40歳以上（クリニックによっては35歳以上と
いうところもあります）であり、また体外受精治療でごく少数の
卵子しか生産されなかった場合にこのDHEAを服用するよう勧め
るのが一般的です。もしいずれかのグループに入っている場合、
後に詳述するように、DHEAの服用が妊娠する可能性を著しく高
めてくれるかもしれません。

DHEAの臨床試験

DHEAを最初に摂取した女性の驚くような結果が報告された後、
ニューヨークのCHRの不妊治療専門医たちは体外受精治療で十分
な数の卵子生産が期待できないでいる卵巣予備能低下で悩む他の
女性たちにもDHEAが同じ効果をもたらすのどうか見極める研究
を始めました。

　この研究で、25人の体外受精を計画している女性にDHEAを投
与し、DHEA無しで行った前回の治療サイクル時の卵子、胚の数
と比較したところ、その結果は目を見張るようなものでした。卵
子の質が高められたことに伴って卵子、胚の数とも増加している
ことが明らかになったのでした。

　この最初の臨床試験は次にもっと大きな研究へと続きます。
次の臨床試験では、卵巣機能低下の女性にDHEAを4ヶ月間投与
し、対照グループと体外受精治療の結果を比較したのです。こ

の研究で、卵子と胚に対するDHEAの効果はよりはっきりとし、妊娠成功率がより高まるという形で表れました。具体的には、DHEAを投与された女性が妊娠に至る確率が28％であったの対し、対照グループはたったの10％でした。

それ以来、CHRの同じ研究グループによって、その他様々なそれに類する検査、試験を行いましたが、それによって体外受精治療の前にDHEAを摂取した卵巣機能低下患者の卵子、胚の数は増加し、妊娠に至る確率もより高まることがはっきりとしました。

この様に、ニューヨークのCHRが卵巣予備能低下で悩む女性の体外受精治療の成功率を上げるDHEAの効果に関する研究の先駆けではありますが、他の研究機関も類似した明るい結果を報告しています。例えば、トルコのある研究グループは低反応の人たちの体外受精治療における妊娠率が、DHEAを使用した治療で10.5％から47.7％に上がったことを報告しています。この研究ではDHEAサプリメントは卵巣の反応を高め、低反応の人たちの胚の質を高めて治療サイクルを中断しなければならない確率も減少させると結論しています。

2010年には、イスラエルで行われた研究で体外受精治療にある低反応な人たちにDHEAを投与した初めての無作為な臨床試験の結果を報告しています。その調査に参加した女性たちの内、無作為の半数にDHEAが投与され、残りの半数の女性たちは投与されませんでした。DHEAを投与されたグループの女性たちは2回目の治療サイクルを通して少なくとも6週間（もし1回目の治療サイクルで妊娠した場合）、または少なくとも16から18週間そのサプリメントを服用しました。そして、その2度の治療サイクルが終わる時には出産率に関して著しい違いが2つのグループ間で見られたのです。そのサプリメントを服用したグループでは23％の人たちが出産に至ったのに対し、対照グループはたった

の4％にとどまりました。また、服用グループでは、胚の質がその期間の間に改善されるという結果も得られました。これは小さな研究でありながら、体外受精治療にある女性たちにDHEAが効果的であるというさらなる結果を明らかにしたものです。

　2度目の無作為臨床試験では、偏りを防ぐため、担当医師も患者本人も誰がDHEA、プラセボのいずれを摂っているのかわからないダブル・ブラインド法で行われました。3ヶ月から4ヶ月後に出た結果では、DHEAを投与されたグループはかなり多くの卵胞が生成されていることがわかりました。ということは、体外受精治療サイクルで利用できる卵子がより多く期待できるということです。

　また、DHEAは体外受精治療以外でも妊娠する確率を高めることがわかっています。トロントで行われた不妊治療の研究で、クロミッドを用いた子宮腔内受精治療の数ヶ月前からDHEAを投与したところ、効果的な結果が得られたと報告しています。対照グループと比較したところ、DHEAを投与されたグループではより多くの卵胞が得られ、対照グループが8.7％だったのに比べて妊娠率も29.8％にまで上がったということです。また、実際に出産にまで至った確率も、片や6.5％だったのに対し、DHEAを投与されたグループでは21.3％という高い結果が得られました。さらに驚くのは、体外受精治療を始めるのを待っている間にDHEAを摂取したところ、自然に妊娠した人も多くいたと報告されています。

　イタリアの不妊治療の研究グループは、DHEAを摂取する間に自発的に妊娠に至った女性の数に触発され、この現象について具体的に研究をしてみることを決めました。2013年にそのグループから発表された論文には、若い低反応の患者39人に、体外受精治療を始める3ヶ月前からDHEAを投与したところ、その内の

10人が治療が始まる前に自然に妊娠したことが報告されています。

これと同じ現象は40歳以上の女性でも報告されており、体外受精治療前にDHEAを摂取したグループでは妊娠率が21％だったのに対し、対照グループはたったの4％でした。これは更なる確実性を要求する桁外れの結果ではありますが、他、複数の不妊治療クリニックから出ているケーススタディ的な報告と一致しています。もし、これが本当であれば、これら全ての結果からDHEAには卵巣機能低下で悩む女性も体外受精治療をする必要なく自然な妊娠に導くことができるかもしれないという可能性が垣間見えます。

DHEAと流産

DHEAは卵子と胚の数を増やすだけでなく、卵子の染色体異常を減少させて出産率も上げることが明らかになっており、それは同時に流産するリスクも下げることを意味します。ニューヨークとトロントにあるそれぞれ別の不妊治療クリニックで体外受精治療の患者を対象に行われた研究で、DHEAを投与した結果、流産するリスクがかなり減ったと報告しています。この研究では、アメリカ全体の体外受精による妊娠率と比較しても、妊娠損失が50％〜80％減ったことが報告され、妊娠した人の流産率は15％にまで減少しました。

この流産のリスクの低さは、卵巣予備能低下では他の不妊の原因よりも流産のリスクが高いのが常識なのでなおさらの驚きでした。DHEAでの治療の後では、流産する確率が卵巣予備能低下ではない人の平均値にまで落ちていたのです。

どうして卵巣予備能低下の場合、流産のリスクが高まるかというと、卵子のほとんどが染色体的に異常を呈しているからです。先述のCHRの研究グループは、DHEAでの治療はその染色体

異常が著しく減少したという理由以外では説明のつかないほどに流産率が減少したことを発表しました。つまり、言い換えれば、数学的観点から言っても、異数性値の減少無くしてたった15％まで流産する確率が下がることは不可能だということです。

CHRの研究グループはこれを受けて、体外受精治療を受けて、染色体異常が胚に見つかった人たちのデータからもう少しこの事を深く掘り下げてみる事にしました。この患者集団の中に、卵巣予備能低下を患いながらDHEAの治療を受けたグループと、それの対照として卵巣予備能低下患者ではなかったのでDHEA治療を受けていないグループという2つを割り出しました。

卵巣予備能低下は高い確率で染色体異常などの異数性と関連していることから、研究グループは、対照グループよりもそちらのグループに高い確率で異数性が見受けられるであろうという予測を立てました。ところが、反対のことが起こったのです。対照グループでは、胚の61％に染色体異常が見つかったのに対し、卵巣予備能低下をDHEAで治療したグループではたった38％にしか異常が見つかりませんでした。この研究結果はDHEAのサプリメントが染色体異常の確率を減少させる、ひいては流産のリスク軽減に大きな影響を与えているという初期的なエヴィデンスを提示したわけです。

この頼もしい発見は懐疑的な見解に遭い、さらに研究が必要ではあります。ですが、もしこれが立証されれば、このDHEAを使用した治療後の染色体異常減少は、既存の卵子の質と加齢による不妊を理解することに実に大きな影響を与える事になります。加齢や卵巣予備能低下は染色体異常を増加させるという概念は当然のことではなくなり、ホルモンなど外側からの要因で、この問題をある程度解決する可能性が出てくるという意味です。

DHEAの効果とは

DHEAは体内で自然に生産される分子であり、その適切な量がエストロゲンやテストステロンを含む生殖ホルモンの分泌にとって必要不可欠なものです。ですが、加齢と共に、DHEAの分泌値は減少し、それが理由で卵子が正常に成長するのに必要不可欠なホルモンが卵巣から奪われてしまいます。

サプリメントという形でDHEAを摂取する事によって、卵巣機能を若い時の状態にいくらか近づけることが可能になるかもしれず、そうなると卵子の質が上がり、もっと多く成熟させることも可能になります。

研究ではDHEAサプリメントが実際にホルモン値と卵巣内の成長因子を高めることが確認されています（これが理由でDHEAはPCOSやホルモンに敏感なガン患者には向かないと言われています）。DHEAは特にごく初期の卵胞、つまり排卵数ヶ月前の卵胞の成長を促進させると言われています。成熟のごく最初の段階にいる卵胞のプールを増加させる、もしくは次々に死ぬことなく最初のステージを通過する割合を上げる事によって体外受精治療のサイクルで採取可能な卵子の数を増やすと考えられています。

DHEAが染色体異常値を下げるという事実はまた、染色体異常が高齢出産に臨む女性の当然の結果ではないことを示唆しています。そうではなく、加齢が排卵の数ヶ月前に誤って染色体に異常をもたらす可能性のある環境を作り出すかもしれないということです。

DHEAはそんな環境を卵子が成熟しやすいものに整える事によって、また卵子が成熟する過程で染色体を正常に処理する能力を高める事によって、妊娠する可能性を上昇させるのです。つまり、正常な染色体を有した卵子の数を増やすということです。

DHEAが染色体を正常に処理する可能性として、CoQ10について話したように、ミトコンドリアを強化することが考えられま

す。確固とした科学的論拠としていかにミトコンドリアの機能が
卵子の染色体を正常に処理できるのかについての理由があります
が、DHEAが実際にミトコンドリアをアシストしているのかどう
かは未だ証明の域には達していません。

研究者間の議論

DHEAの効果として卵子と胚の質の向上、妊娠する確率の上昇、
流産するリスクの減少などこれだけの結果が示されておきなが
ら、なぜDHEAは未だ議論の渦中にあるのでしょうか。

　かなりの割合の体外受精クリニックが当然のこととしてDHEA
を卵巣予備能低下の患者に処方している一方で、多くのクリニッ
クが未だ実験段階だからという理由でDHEAの処方を見合わせて
いるのが事実です。DHEAの効果を10年間の臨床試験で得ていて
も尚、広範囲での使用は勧められないと言う医師もいます。

　ですが、DHEAの研究に関する主な批判は、効果そのものでは
なく、その試験方法に集中しています。具体的には、大規模なダ
ブル・ブラインド法でのプラセボ対照試験が終わっていないから
勧められないというのがその理由で、ダブル・ブラインド法と言
う「究極の判断基準」が医薬品の承認の際に適応されるのが一般
的だとする風潮があるからです。

　今日まで研究は、DHEAまたはプラセボを摂取させるのに、無
作為に選んだ大量の女性を対象にするのではなく、体外受精治療
経験のある各患者にDHEA治療を施してその人の過去の治療成績
と比べる、もしくはDHEAを使用していない患者と比較するなど
して行われたものがほとんどでした。患者を無作為に選択する
ダブル・ブラインド法の研究もあるにはありますが、それでは規
模が小さすぎる上に、まだ導入くらいにしかならず、患者へのア
ドバイスとして使えるほどではないというのです。

　ですが、CHRグループが指摘するように、時間に限りのある卵巣予備能低下の女性を相手に、大規模なダブル・ブラインド法を行うのには限界があります。妊娠したい彼女たちにプラセボを無作為に取らせることは、もしちゃんとサプリメントを摂っていれば妊娠したかもしれない限りあるチャンスをフイにさせてしまう可能性もあるのです。そういった尊い理由から見送られたダブル・ブラインド法での臨床試験もあったのです。

　またCHRグループは、理想であるダブル・ブラインド法に固執するあまり、今わかっていることをないがしろにしてしまうよりはむしろ、現在の最上の、そして有効な研究結果に基づいてDHEAを使用する決断をした方が良いと主張しています。その一方で他の医療機関はもっと大規模で理想的な方法を経た確証とも言える臨床試験でその効果が明らかになるまで、日常的に使うことは勧められないと主張しているのです。

　ですが、先述のDHEAは効果的だとする研究結果に異論を唱える結果というのはほとんどありません。唯一の例外があり、それは卵胞内でより高いDHEA値と卵子、胚の質の低下との間に関連性があることを示唆した研究ですが、著しく体外受精の結果が向上したとする他の研究結果や、またほぼ全ての論文がDHEAを体外受精治療の前に摂取すると明らかな効果が得られたとする結論していることと大きく矛盾しています。今現在の研究のほぼ全てが、強くDHEAは卵巣予備能低下の女性たちにとって現状打破できるものであることを示しているのです。

　このDHEAムーブメントを起こしたCHRグループは、2007年以来ずっと卵巣予備能低下の患者にDHEAを処方してきました。このように、AMH値が低い、もしくは卵胞刺激ホルモン（FSH）値の高い女性、40歳を超えた女性には、少なくとも治療の2ヶ月前からDHEAを服用し始めること、そして治療サイクルに移り、刺激剤投与の期間が始まっても続けて服用することを勧めている

ということです。他のクリニックでも、体外受精治療の一環として卵巣予備能低下の女性にDHEAを勧めているところがあります。

安全性と副作用

DHEAはテストステロンの分泌を高めるので、男性ホルモン由来の副作用の出ることがあります。例えば、肌がオイリーになる、ニキビ、毛髪が抜けやすくなる、顔のうぶ毛が濃くなるなどが含まれます。またDHEAの使用がインスリン感受性、耐糖性を悪化させる、肝機能障害、躁病エピソード、その他に稀な副作用の可能性も指摘されていますが、ここに記した一切は先述した研究では報告されていません。

CHRグループは1000人以上の患者にDHEAサプリメントを処方してきましたが、臨床的な問題に行き当たったことは一度もないと報告しています。CHRグループ内の臨床試験で最も一般的に報告された副作用はエネルギーが増大することだとしています。イスラエルで行われた無作為の臨床試験でも重篤な副作用は見られず、不妊治療以外の分野で行われた付加的な研究でもDHEAの長期使用に関する安全性は確認されています。

用量とDHEAの還元型

もしDHEAを摂取すると決めたなら、不妊治療のクリニックや臨床試験でよく勧められる用量は25mgを1日3回です。ですが、あまりにもこの用量のみで研究が行われたので、実際のところ効果が得られるのにどれくらいの用量でいいのかという研究はほとんどなく、よくわからないのが実状です。ですから、もしかするともっと少なくても良いということもあるかもしれません。もしDHEAを摂取するのかどうか迷っていたり、お値段が気になるようであれば、オプションとして少ない用量を毎日摂取することをお勧めします。例えば、25mgを1日に1回か2回で良いのではな

いでしょうか。良い品質のブランドはLife ExtensionとJarrowで、いずれもjp.inherb.com/DHEAで購入可能です。

　DHEAに関する研究では、効果が得られるまで数ヶ月間を要することがわかっています。よく体外受精治療のサイクルが2、3週間後に迫っている女性から、それでもDHEAを摂った方が良いかどうかという質問を受けますが、これはなかなか難しい問題なので、担当医に相談することをお勧めします。ですが、心に留めておいて欲しいのは、もしDHEAを摂取することにして、今回のサイクルが失敗に終わったとしても、少なくとも次の体外受精サイクルは成功する確率が高くなる可能性を得た、ということです。DHEAは累積的に効果を発揮しますので、効果が得られると考えられている期間（2、3ヶ月間）の間、続けてDHEAを摂取していることになるからです。

まとめとして

もし卵巣予備能低下、もしくは加齢による不妊だと診断された場合、DHEAを体外受精の3ヶ月前から卵子の数量と質を高めるために摂取することを考えて下さい。グレイチャー博士は彼のクリニックに来ている患者にDHEAを処方したところ、かなり良い結果を得ていることを報告しています。彼のDHEA治療を受けている患者の90％以上が他のクリニックで卵子提供を受けた方が良いと診断された人たちで、中には単なる卵巣予備能低下ではなく、重篤な症状の患者も含まれていましたが、それでもその3分の1の患者が妊娠に至ったということです。これは驚くべき結果であると医師本人も述べています。

第10章

危険なサプリメント

医療側が卵子の質を高めるサプリメントについてしっかりとした情報を与えることを誤ると、女性は信頼性の低い情報に頼らざるをえなくなり、科学的に根拠のないサプリメントを摂取しなければならない、というのはある意味自然な結果です。

　この本では膨大な臨床と実験から得られた研究結果を元に、受精を高める確実なサプリメントを集めていますが、この章ではほとんど効果がなく、安全性にも疑問があり、実際は卵子の質を低下させて受精の機会を減少させるにも関わらず、多くの女性が卵子の質を高めると信じて摂取しているサプリメントについてお話ししたいと思います。

ピクノジェノール

ピクノジェノールとは、抗酸化剤として認識されている松の樹皮から抽出された物質です。信憑性の高い臨床試験からの結果は一切ないにも関わらず、抗酸化剤という性質上、卵子の質を良くするサプリメントとしてこのピクノジェノールを加える人もいます。

ですが、ピクノジェノールは人間の体内に自然に存在する化合物ではないので、その安全性には特に注意が必要です。

これを執筆している時点で、ピクノジェノールが卵子の質を高めるという臨床試験がないだけでなく、果たしてこれが安全なのか、副作用の情報も欠けています。これを製造している会社は自社のウェブサイトでこのサプリメントを40年間に渡って研究し続けて来たことを売り込み、数え切れないピクノジェノールを使用した男性の不妊を含む様々な症例を挙げています。ですが、女性の卵子の質や不妊についての研究は一切行われていません。

研究結果がない上に、例えばCoQ10、ビタミンE、そしてアルファリポ酸などを初めとする良い抗酸化剤サプリメントがあるのですから、ピクノジェノールを摂取する理由は見当たりません。今挙げた3つの抗酸化剤は人の卵胞内に自然に見受けられるものですし、サプリメントの還元型も広く研究され、安全性や副作用についてもダブル・ブラインド法、プラセボ対照臨床試験で確認がとれています。

ローヤルゼリー

ローヤルゼリーとは女王蜂用の餌として働き蜂によって分泌される物質で、女王蜂の繁殖能力を上げ、寿命を高めるホルモンを含んでいると考えられます。その自然な役割に基づいて、ローヤルゼリーは長く不妊治療という背景の中で薬剤に変わるものとして推奨されて来ました。ですが、ピクノジェノール同様、ローヤルゼリーも人の体内に自然に存在する化合物ではありません。

これを書いている時点で、ローヤルゼリーが卵子の質を高めるというはっきりとした臨床結果は報告されていませんし、時に命に関わるほどのアレルギー反応を引き起こすこともわかっています。このアレルギー反応は、ローヤルゼリーが蜂毒成分の中に見られるのと同じアレルゲンを含んでいることから起こります。

また、ローヤルゼリーはホルモン物質と同じような化学化合物質なので、予期せぬ影響によってホルモンのバランスが崩れてしまうこともあります。効果と副作用が不確実なローヤルゼリーを、受精率を自然に向上させるサプリメント類に加えることはお勧めできません。

エルアルギニン

エルアルギニンも多くの女性が体外受精治療前に卵子の質を向上させる目的で摂取しているサプリメントです。ピクノジェノールやローヤルゼリーと違い、これは卵胞液の中に自然に見られますが、だからと言って、卵子の質向上サプリメントとして追加摂取した方が良い、ということにはなりません。

　エルアルギニン摂取で卵子の質が向上するという理論は、それを摂取すると、血管を拡張させる一酸化窒素の生産が増え、すると卵巣と子宮への血流が高まるので、それと同時に卵胞の成長を促進させるホルモンと栄養も運び込まれるのではないか、と期待を抱かせるものです。

　エルアルギニンを使って体外受精治療の結果を高めることが目的だったある初期の研究では、確かに血流の向上という意図していた影響は確認されました。詳述すると、この研究では、体外受精治療において「低反応」と思われる女性にエルアルギニンが投与されました。低反応の患者とは、一般的に体外受精治療で刺激薬剤を投与された後でも卵胞が十分に成熟せず、結果的に治療がそこで打ち切られたり、もしくは失敗に終わった人たちのことを指します。この症状は卵子の数の減少、質の低下、そしてしばしば高齢であることによって起こります。

　研究の話しに戻りますが、そこでは17人の低反応患者に、体外受精治療の間エルアルギニンを投与し、与えなかったグループと比較したところ、このサプリメントが効果的であったという結

果が示されました。エルアルギニンを摂取した女性では、治療が途中で打ち切られた回数も少なく、また採取され、胚に移植された卵子の数も増えたということです。エルアルギニンを投与された17人のうち3人が妊娠し、投与されなかったグループからは誰も妊娠しませんでした。ですが、3人の妊娠は、早い段階で流産してしまうという結果で終わっています。これはエルアルギニンは卵子、胚の質を良くすることにそれほど効果的ではないという明らかなサインですが、それにも関わらず、この研究論文の著者はエルアルギニンは血流の悪いことが原因で低反応な患者の妊娠率を高めると結論してしまいました。

　この研究が良い知らせをもたらせたのとは裏腹に、同じ研究者が数年後に追従研究を行ったところ、エルアルギニンは実際のところ、卵子と胚の質を下げることがわかってしまいました。最初の研究と違い、今回の研究は卵管性不妊症の患者を対象にし、エルアルギニンが体外受精の間、血流を高めることによって低反応の患者にもたらされたと同じ効果が得られると推測したのです。

　ですが、彼らが得た結果は思いもよらないものでした。プラセボの代わりにエルアルギニンを投与された患者の方が、事実、良い質の胚の数量は少なく、また妊娠率も低かったのです。1回の治療サイクルでの妊娠率は対照グループの約半分（31.6%に対して16.6%）で、胚移植による妊娠率も同じような結果（37.5%に対して18.7%）で終わりました。胚の外観に基づいて計測される胚の質もエルアルギニンによって影響を受け、低い結果に終わりました。

　この研究はエルアルギニンは著しく卵子と胚の質を落とすことを実例を以って明らかにしたことになります。この低下傾向はもともとエルアルギニンの長所だと思われていた浸透性が原因で起こると考えられ、つまり、浸透することによって卵胞の成長を促進させると考えられていたのが、この浸透性が卵子の成長過程

のごくごく早い段階であまりにも簡単に卵胞にホルモンの侵入を促進させるため、結果的に早計で、激しく一貫性を欠いた卵胞の成長をもたらすことになったのです。

まとめとして

現在の科学的研究は、受精を改善する目的でピクノジェノール、ローヤルゼリー、またエルアルギニンを摂取するための基盤を整えていません。多くの女性が卵子の質、数を高めるためにこれらのサプリメントを摂取していますが、今日まで、安全性と効果について得られている情報はあまりにも少ないというのが現状です。これら承認の得られていないサプリメントは、エルアルギニンのケースのようにさらに卵子の質を落とす可能性があります。

パート3

もっと広い
視野で

第11章

卵子の質を高める食事

食事が妊娠にも大きな影響を与えることは、多くの人が当然のこととして認識していることです。とは言え、食事と妊娠に関連した本が巷に溢れる中、残念ながらそのほとんどは「健康的な食事内容」という一般的概念を基本に書かれているだけで、きちんとした科学的根拠に基づいて書かれたものはほとんどありません。ですが、どのようにして食事が妊娠にも影響を与えるのか、その研究を深く掘り下げてみると、驚くべきパターンが浮かび上がってきます。

この章では自分で簡単に変えられる効果的な食事療法…たとえば、精製された炭水化物の代わりにゆっくりと消化吸収される炭水化物を食べる…など、そういったことから話を始めてみたいと思います。この卵子の質を高めて受精を促す第一段階ともいえるステップはとても重要なことだからです。

炭水化物と受精

妊娠するための食事療法の鍵のひとつは血糖値とインスリン値をバランスよく保つ炭水化物を選ぶことです。どうしてある種の炭水化物が妊娠に悪影響を及ぼすのかを理解するために、炭水化物

171

を食べると何が私たちの体内で起こるのかを簡単に説明したいと思います。

　私たちが白いパンの様に精製された炭水化物を食べると、でんぷん質は消化システムの酵素によって素早く分解されます。でんぷん質は末端同士で連結しているグルコース分子の長い鎖のようなもので、それが消化されることによってそのグルコースが血流に放たれ、これが血糖値の急激な上昇のきっかけとなります。

　穀物が破砕され、ごくごく小さな粒子にまで粉砕された精製炭水化物中で、でんぷん分子は簡単に消化酵素と結びつき、あっという間に分解されてしまいます。

　それとは反対に、キヌアのように精製されていない穀物や種子類は分解されるのに長い時間がかかります。なぜなら、精製されていないでんぷん質は穀物の中に残っていて、精製されたもののように外側にむき出しになっていないからです。結果として、無精製の炭水化物は消化するのに時間がかかり、グルコース分子も時間をかけて徐々に血流に放たれていくので、精製された炭水化物を食べた後の急激な上昇と違って、血糖値はゆっくり、安定した反応を見せながら緩やかに上がっていきます。

　血中グルコース値の急激な上昇で問題となることのひとつは、血流からグルコースを筋肉細胞に吸収させるため、膵臓からの大量のインスリンが放出されることです。血流中に残った余分なグルコースはあっという間に身体の隅々に損傷を引き起こすので、この膵臓が行う体系だった仕事はとても重要なのです。糖尿病をうまくコントロールできなくて、四肢切断に至るという例がその顕著なものです。グルコースは筋肉内に安全に保管されるか、もしくは脂肪に変えて蓄えられる必要があるため、インスリンは筋肉と脂肪にグルコースを吸収する様に指令を出して、このプロセスを管理しているのです。

　血中グルコース値が高ければ高いほど、インスリンは多く放

出されます。時々、グルコースがあまりにも素早く血流に放出されると、インスリン反応が度を越すことがあり、そうすると血中グルコース値が急激に落ちて低くなり過ぎます。これが次の炭水化物の摂取を渇望するきっかけとなり、この全サイクルが何度も繰り返されることになります。

　何度も高血糖と高インスリンが繰り返されるうちに、細胞がグルコースを吸収しろという指令に抵抗する様になります。この状態を「インスリン抵抗性」と呼びます。血中グルコースの値が高いままになり、体はそれをなんとかするためにもっと多くのインスリンを放出し、この混沌とした状態がずっと続くことになります。

　糖とインスリンが引き起こすこれら全てが生殖システムを制御している他のホルモンのバランスを崩すので、妊娠にとって大きな問題となります。なぜなら、インスリンはグルコースの吸収とメタボリズムを制御するだけではなく、卵巣内で受容体と結合して、他の生殖ホルモンの値を左右しながら、生殖をも制御するホルモンでもあるからです。その事実はほとんど知られておらず、多くの人が驚くところです。

　例えば、インスリンが多く放出されすぎると、テストステロンや他の男性ホルモンの大量分泌につながります。多くの研究で、このホルモンの乱れが不妊の最も一般的な原因のひとつであるPCOSの根本的な問題であると考えられています。その結果、PCOSはインスリンと不妊の関連性を示す具体例として位置付けられており、たとえPCOSに罹患していなくても、そのからくりについて知っておくことはとても役立つと思います。

　多くのPCOSに罹患している人のインスリン機能が上手く機能しなくなる理由のひとつは、伝達経路に問題が生じて、グルコースを吸収しろというインスリンの指令に対し、筋肉が「抵抗」を示すことにあります。その結果として、血糖を制御しようとどんど

んインスリンが生産されることになり、筋肉にグルコース吸収の指令を出すというインスリンの機能が適切に働かなくなります。

そして、筋肉がインスリンに対してしかるべき反応を示さないので、卵巣内のインスリン受容体がまだちゃんと機能している違う伝達経路を使い始めます。その結果、卵巣はインスリンからのホルモン生産の変更という伝達に容易に反応し、今や正常値以上のインスリンが分泌されているせいで、卵巣でのホルモン生産が著しくダメージを受けることになります。このホルモンの崩壊が排卵と受精を妨害するのです。

このメカニズムを理解しておくと、精製された炭水化物や糖類を多く摂取しすぎるとどうしてインスリンの分泌値が普通より高くなるのか、その結果として、それがどうやって卵巣内のホルモン生成を崩壊させるのかがよく分かります。

血糖とインスリンの関係はPCOSの患者のみの問題ではないことが最近の研究で確認されています。たとえ健康な人であっても、高血糖が不妊の引き金になっていることがままあるのです。

インスリンが排卵の邪魔をする

健康な女性の血糖値が不妊を引き起こすことを最初に明らかにした研究は、デンマークの研究機関によって1999年に報告されました。この研究では、165組のカップルの平均血糖値の指標を検査に先立つ3、4ヶ月前から観察しました。

まず、A1Cと略されるグリコシル化ヘモグロビンを計測しました。ヘモグロビンは赤血球に含まれるタンパク質のことで、「グリコシル化」とは糖の分子がヘモグロビンに引っ付いた状態のことを言います。血中グルコースが高い場合、糖の分子はヘモグロビンタンパク質に付着するので、A1Cは平均血中グルコース値を反映すると考えられています。血中に糖の付着したヘモグロビンが多ければ多いほど、何ヶ月も前から高血糖であったと考え

られます。この理由から、A1Cは一般的に糖尿病検査に使われています。

デンマークの研究機関がこの不妊治療研究で発見したことは特筆に値します。正常の域は出ないですが、それでも高めのA1C値の女性は、低A1C値の女性の「半分」しか6ヶ月間の間に妊娠しませんでした。つまり、過去3から4ヶ月間に血糖値がほんの少し上昇しただけで、著しく妊娠率が減少したことを示しています。

正常値範囲内でありながらA1C値の高かった女性たちはPCOS患者によく見られるのと似た軽いホルモン変化が見られました。これらの結果からたとえ軽い血糖値の上昇であっても妊娠を制御するホルモンシステムを崩壊させることが明らかになったのです。

またハーバード看護師健康調査が行なった研究は、いかに栄養素が妊娠に影響を与えるかという情報のひとつを明らかにしました。この桁外れな研究は妊娠に影響を与えるいくつかの要因を明らかにしましたが、中でも食事にどのタイプの炭水化物を食べればいいのかを示したのです。ですが、この看護師健康調査の発見を具体的にお話しする前に、この調査がどれほどすごかったのかは特筆に値すると思われるので、それについて少しお話ししておきます。

看護師健康調査は1975年に開始され、その後数十年間に渡って、何千人もの看護師を追跡した研究です。元々は長期に渡る避妊がどういう影響を与えるのかを調査するために計画されたものですが、あっという間に生活習慣が健康や病気に影響を与える要因を調べる今までにない大規模な研究へと進化し、最も広範に渡る健康調査のひとつになったのです。

1989年に第2回目の看護師健康調査が執り行われ、その際には第1回目では完全に分析できなかった部分である妊娠に関する

具体的な研究が、より詳細に踏み込んだ質問について回答が得られるように実施されました。その第2回目には10万人の女性が参加し、2年ごとに彼女たちは食事、運動、そしてその他多くの生活習慣に関する要因について詳細な質問に答え、妊娠した、または流産したのかも合わせて記録されました。

この10万人の女性たちの中から、ハーバード大学公衆衛生学部によって、それ以前に不妊症の病歴がなく、妊娠しようと思っている女性約1万8千人が選出されてサブグループが形成されました。このサブグループを8年間追跡調査し、いかに栄養素が妊娠に影響を及ぼすのかの全体像を割り出しました。このグループを排卵性不妊症（排卵が不規則、もしくは無排卵による不妊症）とそうでないグループの2つにさらに分け、この2つのグループの食事パターンを比較したのです。

この分析の終わりに、看護師健康調査は食事内容の炭水化物の総量は排卵性不妊症となんら関係はないが、炭水化物の「種類」がとても重要であるという結果を示しました。血糖値がより素早く高くなる精製された炭水化物をよく食べる女性は、精製されていない炭水化物を食べる女性の78％も排卵性不妊症になる可能性が高いという結果が出たのです。特に、玄米や全粒粉のパンは不妊症になるリスクが低い一方で、具体的に不妊症になるリスクの高い炭水化物は、コーンフレークなどの精製されたコールドシリアル、また白米、そしてじゃがいもで顕著な結果が出ました。

この研究目的のために、炭水化物はそれぞれ血糖インデックスに基づいて「スロー（緩やか）」と「ファスト（急速）」に組み分けされ、特定量の炭水化物を食べた後、決められた時間を空けて血糖値の上昇値を図る方法が取られました。一般的に精製された高血糖な炭水化物は血糖値をとても高く、早く上昇させるの

で、「ファスト」に分類され、ほとんど精製されていない炭水化物は「スロー」に分類されます。

ですが、実際は、違う食品をより良く比較するため、看護師健康調査の研究者たちは、血糖インデックスより一歩進んだ「血糖負荷」という方法で炭水化物を分類することにしました。血糖負荷は血糖インデックスの改良版とも言えるもので、同じ量の炭水化物を摂取するために色々、雑多な種類の食品を食べなければならないことを考慮した計測方法なのです。

例えば、バスマティ米はスイカよりも血糖インデックスでは値が低いので、血糖値への影響を抑えるためにバスマティ米を食べた方が良いのではないかと思うかもしれません。ですが、実際は、一人前の分量だとスイカはほとんどが水分で、バスマティ米の方が合計では炭水化物含有量が多く、スイカよりもずっと血糖に影響を与えるのです。つまり、血糖負荷は一般的な一人前の分量での血糖値による影響を反映するので、より効果的な計測方法だと言えます。

看護師健康調査の画期的な発見は「スロー」に分類される炭水化物を摂取していた女性では排卵性不妊症になる率がとても低いということでした。なので、白米、ジャガイモなどの「ファスト」に分類される炭水化物から全粒粉パンや玄米など、精製されていない穀類などに食事内容を変更することで血糖バランスとインスリン値を安定させ、受精に関係するホルモンのバランスを正常に取り戻せる可能性が高くなります。

これら研究結果が示した妊娠するかどうかに血糖値が与える影響の大きさは衝撃的ですが、一般的にはその限りではありません。特に高血糖で高インスリン値の女性がこれだけ妊娠しにくくなることがわかっていると、高い血糖値とインスリン値は不妊に関係していると自然に当たり前のこととして受け取ってしまいます。また何年も前から糖尿病とインスリン抵抗が排卵の狂

い、卵子の質の低さ、体外受精治療の成功率の低さ、流産を起こ
す危険性の高さなどと関係があることは周知の事実です。

　インスリン抵抗と高インスリン値も、排卵しないPCOSの患者
に一般的に見られる特徴的な症状であり、インスリン機能を高め
る薬を投与されると、そういった女性の排卵が正常化することは
ままあることです。またインスリン抵抗は、PCOS患者でなくて
も、排卵性不妊症の女性にもよく見られる特徴のひとつです。

　高インスリン値は卵巣内のデリケートなホルモンバランスを
崩壊させて、排卵できなくさせてしまいます。特に、インスリン
は卵巣内では普通、極めて少量しか分泌されないテストステロン
のような男性ホルモン値を高めてしまいます。そういった男性ホ
ルモンは集合的に「アンドロゲン」と呼ばれ、卵胞の初期成長は
促しますが、卵子成熟の後の方ではそれを妨害してしまいます。

　高アンドロゲン値はたくさんの小さな卵胞の成長を引き起こ
すので、その卵胞内にある卵子はちゃんと成長できなくなり、そ
の結果として排卵しなくなってしまいます。テストステロンのよ
うなアンドロゲンホルモンの過剰分泌はPCOSの他の特徴的症状
を引き起こす可能性があります。ニキビ、顔の毛が濃くなる、体
重増加などもその特徴です。

　また、研究はこのインスリンによる妊娠への影響はPCOS患者
のみに関与しているわけではなく、高血糖炭水化物を毎日食べて
いる人、高血糖の履歴がある人にも比較的穏やかな感じでありま
すが、同じことが起きていることを立証しています。正常で、一
見健康な女性の中にさえ、インスリン値が高いと、排卵性不妊に
罹患している可能性があるのです。

　良いニュースはインスリン機能が良くなると、排卵と妊娠す
る率も良くなることで、PCOSの患者がインスリン値を上手く制
御できるようになると、その症状が劇的に改善されます。

　ですが、妊娠に影響する高インスリンと血糖値が排卵だけを

狂わせるわけではありません。そこには卵子の質にも著しく影響を与えるという事実があります。

インスリンと卵子の質

研究では高血糖値とインスリン値が著しく卵子の質を低下させることが明らかにされています。これは同様に、子宮に移植される胚の割合を減少させ、体外受精治療の成功率も下げ、早期流産の危険性を増やすことを表しています。

2011年に日本で行われた研究では、このインスリンが卵子の質に及ぼす影響は、特に体外受精治療という状況下で明白に現れることがわかりました。高血糖値と体外受精の結果の間に何らかの繋がりがあるのかどうかを調べるため、体外受精治療クリニックで何らかの不妊症の治療を受けている女性150人の血糖値を調べました。

ある特定時間の血糖値を計測したり、もしくは先のデンマークの研究でも言及した糖が付着したヘモグロビンを調べるのではなく、むしろ日本の研究では「糖化最終産物」の値を計測しました。糖化最終産物とは時間の経過とともに高血糖値の結果として血液内に蓄積したグルコース分子のことを言います。

この日本での研究で、この分子の値が高ければ高いほど受精卵子の数、採取できる卵子の数ともに少なく、そして質の良い胚の数も少ないことがわかりました。妊娠する確率も大きく違いました。長期血糖値マーカーが正常なグループでの妊娠率が23%だったのに対し、高血糖値の履歴が示唆されるグループでの率はたったの3.4%に止まりました。

特に重要なのは、この調査では女性のインスリン抵抗性に関する危険要因のみに着目したわけではなく、卵管が原因の不妊や原因不明の不妊を含む様々な不妊症患者を調査したことです。つまり、この調査から得られた結果は妊娠を考えている全ての女性

に当てはまり、質の良い卵子を保つためにも血糖値は常に管理される必要があることを示しています。またインスリンと受精について考えるならば、もうひとつ考慮すべき要因があります。それはインスリンと流産との関連性についてです。

インスリンと流産の危険性

よく医師たちから見過ごしにされるのですが、インスリン抵抗性と流産の間にも明らかな関連性があると思われます。10年以上前から、習慣流産を経験した女性たちのインスリン抵抗性に罹患している確率は普通の女性たちの３倍近くも高いことが明らかにされています。この関連性について、詳しいメカニズムの解明はまだですが、研究では明らかに高インスリン値と高血糖値が流産する危険性を著しく高めることがわかっています。

高血糖とインスリンと妊娠に関するまとめ

これら全ての研究から得られた明白とも言える結果から、血糖値とインスリン値を管理することが妊娠を考える人全員にとっていかに大切かがわかります。特に、糖付着ヘモグロビン値は正常でも高血糖な人は、半年の間に正常だった人の半分しか妊娠できなかったというデンマークでの研究結果がそれをはっきりと示唆しています。

　たとえ高インスリン値と結びついた一般的な症状（例えば、PCOS、糖尿病、メタボリックシンドローム、肥満など）を発症していないと思っていても、いかに血糖とインスリン値が不妊症と関連しているのかを示している研究結果の全てを、自分と関連付けて考えておくのは良いことだと思います。たとえ微少で緩やかな上昇であっても、単に上記の病気より症状が軽いだけで、それが血流中で時間をかけて起こると、卵子が損傷を受け、それが原因で受精にも影響が出ることははっきりしているからです。

　ですが、必要以上に恐れることもありません。高インスリン値が与える影響を理解しているわけですから、インスリン値を制御することによって大きな変化をもたらすことも可能です。数々の研究がそうすることで排卵、卵子の質、受精する確率を高められることも立証しています。

最善な受精のための炭水化物の選び方

　では、妊娠をしやすくするために血糖とインスリン値を正常に保つというゴールを達成するためには何をすれば良いのでしょうか。ひとつすぐに思い浮かぶのが低炭水化物ダイエットですが、これはお勧めできません。なぜなら、研究でも明らかにされているのですが、このタイプの食事療法は長期に渡って実行することが難しい上に、身体にとって鍵となる栄養が結果的に不足することにつながりかねないからです。もっと簡単でより健康的な方法としては、正しい炭水化物を選ぶことだと思います。それというのは、時間をかけて消化され、適度に血糖を上げて突然たくさんのインスリンが分泌されることを防ぐもので、そういった低血糖ダイエットに適した炭水化物を注意深く選ぶのが良いでしょう。

　低血糖ダイエットは、血中グルコースが高くなるのを効果的に防いでインスリン機能を向上させるので、それを始める上で参考にすると良いのが血糖インデックスでしょう。ですが、始めるにあたっては効果的な血糖インデックスですが、それにも限界があります。というのは、血糖インデックスは単糖を低く見積もる傾向があるからで、妊娠に関してできる限りの効果を得ようとするなら、血糖インデックスの内容に関わらず、それを鵜呑みにはせず、通常の低血糖ダイエットの糖質を全てカットするなどして改善する必要があります。とは言え、糖質制限に取り掛かる前に、血糖インデックスが最も有効となる穀物とでんぷん質の部分から始めると良いでしょう。

インスリン値をコントロールするには、一般的な見地から言っても、できる限り精製されていない全粒の穀物を選ぶのが良いです。例えば、古代米を初めとする野生米、豆、種子、玄米などが理想的です。

卵子が受精する可能性を最大限にまで高めるためにもうひとつ重要なのは、砂糖の摂取、特に栄養的に価値のない甘いものの摂取に注意を向けることです。果物は果糖を含みますが、その一方でビタミンや抗酸化剤、食物繊維も含み、妊娠するのに効果的で、血糖への多少の影響を相殺するだけのものがあります。ですが、お腹もふくれず、何らビタミンも栄養価もない、ただ血糖とインスリン値を上昇させるだけのソーダ水やお菓子に同じことは言えません。卵子を受精に至らせるためには、糖質の摂取源をできるだけ果物のみに限定するのが最適です。

野菜が血糖に与える影響

ほとんどの野菜が妊娠にとってスーパー・フードだと言えます。ですが、一点だけ気をつけなければならないのが、でんぷん質を多く含む甘い野菜です。じゃがいも、かぼちゃ、さつまいも、人参、トウモロコシがそれにあたります。他の野菜と違い、これらの野菜は大きく血糖に影響を与えますが、多くの場合、この影響は栄養素の面で相殺されます。

ですが、じゃがいもとトウモロコシだけは例外です。これらはグルコース値に著しい影響を与える上に、抗酸化剤、栄養素も他の野菜ほどありません。さつまいも、人参、かぼちゃをじゃかいも、トウモロコシと比較すると、前者の野菜にはビタミンAの前駆体であるβカロチンが豊富であり、受精には欠かせないものです。鮮やかな色の野菜もまた他のビタミン類を豊富に含み、栄養的にとても良い選択と言えます。

血糖を正常に保つことで得られる他の効果

　糖質を制限し、ゆっくり消化される炭水化物を選ぶことによって安定した血糖値とインスリン値の他に得られる副産物は、長く満腹感を得られることとそれほど炭水化物を欲しいと思わなくなることです。血糖値が上がると、インスリンが突然たくさん分泌されて血中のグルコース値が低くなりすぎます。そうなると早く次の炭水化物からグルコース値を上げたいという空腹感につながり、炭水化物を渇望するようになります。

　それに比べて、安定した血中グルコース値の上昇はそれに伴い、比較的少量のインスリンが分泌されるわけで、それはすぐに血中グルコース値を下げることはありません。ピーク時とそうでない時の血糖値のギャップが少なくすむので、気持ちのムード、エネルギーレベル、そして空腹感も改善されるようになります。その上、もしちょっと体重が重めになってきているなと気になっていたなら、空腹感を感じずに減量できる可能性もあります。実は体重も卵子の受精には大きく関係していて、もし太り過ぎだったなら、たった5から10％の減量で不妊が解消することもあるのです。

炭水化物についてのまとめ

つまり、卵子の受精を促進させるために一番効果的な炭水化物は極力精製されていない穀物で、それと他にはビタミンの宝庫である野菜も有効です。もし精製された炭水化物を食べるのであれば、繊維質がたっぷり含まれ、糖質が極力抑えられたものを選んでください。それで血糖値とインスリン値が安定し、受精に関する他のホルモンのバランスも保たれ、妊娠する可能性がぐっと上がることでしょう。

トランス脂肪

インスリン抵抗は精製された炭水化物を摂取することだけが原因で起こるのではありません。他の要因としてトランス脂肪をよく摂取することも考えられます。なので、トランス脂肪を避けることも加えて重要となります。

　トランス脂肪は、ドーナッツやクッキーといった普通に市販されている食品の中に多く見られます。トランス脂肪とは、保存期間を長引かせるために、そして加熱された後にその油を再利用させるために人工的に作られた脂肪です。トランス脂肪と様々な健康被害との関連性が研究によって明らかになってくると、管轄地域の政府規制機関が多く介入し、その表示を義務付けたり、またトランス脂肪の使用量に厳しい制限を設けました。これが大きくトランス脂肪使用の減少に貢献しました。主な企業は、製品からトランス脂肪を削減したり、もしくは使用を止めるなどして原材料の改善を実行し、また、ヨーロッパのいくつかの国では完全にトランス脂肪の使用を禁止したところもあります。アメリカでもトランス脂肪を使用する企業は徐々になくなってきています。ですが、まだ何の規制もされず、トランス脂肪の使用が認められている国もあります（これを書いている現在、日本もその国のひとつです）。

　残念なことに、トランス脂肪は少量で有害な影響を及ぼします。1日にたった数グラムでもタイプ2の糖尿病、インスリン抵抗、心臓病、何らかの炎症を引き起こすリスクを高めることもわかっています。看護師健康調査の結果によると、トランス脂肪は著しく不妊症に罹患するリスクを高めることも報告もされています。

　その件に関する調査で得られたデータでは、摂取されたトランス脂肪を分析したところ、ごく少量のトランス脂肪でも、一価

不飽和脂肪を摂取した時より2倍も排卵性不妊症に罹患する確率を上げることが明らかになっています。

　トランス脂肪は卵子の受精にとって、メタボリズムと関連して特定の受容体の活動を妨げる大きな障害だと考えられています。ペルオキシソーム増殖因子活性化受容体γ（PPAR-gamma）と呼ばれる受容体はインスリン機能と関係していて、糖尿病やPCOS患者のインスリン機能を高めるためにこの受容体に直接働きかける薬もいくつか出ています。ところが、トランス脂肪はこれとは真逆に、この受容体の機能を妨害してしまうのです。ですから、トランス脂肪が不妊の原因の一つだと考えられる低インスリン機能の一因だとしても不思議ではありません。

　簡単な方法として、トランス脂肪を毎日の食事からできる限り排除するのが一番です。トランス脂肪に栄養的価値は全くないので、普通、健康的で自然な食品には使われていません。ですから、一番簡単な排除方法は、加工食品を摂らないことと、表示をよく読んで、トランス脂肪を使用している食品は買わないことです。「水素化された」、「水素添加」、または「一部水素添加された」脂肪、油などの表示はトランス脂肪のことですから、注意してください。

卵子の受精を促進する地中海ダイエット

炭水化物やトランス脂肪の他にも、毎日の食事がどれだけ妊娠に影響を与えるのかという研究結果がどんどん明らかにされています。体外受精や自然妊娠に取り組んでいる女性への食事に関するアンケートを集計したところ、野菜、果物、植物油、豆類、脂肪の少ないタンパク質（特に魚類）などを、基本的に低血糖な炭水化物と一緒に食べている場合、劇的に受精する確率が高まることが確認されています。

　看護師健康調査は食事全般がどのように受精に影響を与えるのかという問題に対処した最も詳細に渡る大規模な研究ですが、そこで何千人もの妊娠しようと取り組んでいる女性の食事について調べたところ、ある特定の食品群が不妊症に罹患する可能性をとても低く抑えることがわかりました。

　具体的には、一価不飽和脂肪酸、動物性よりも植物性タンパク質源、低血糖炭水化物、そして驚いたことには、低脂肪ではない乳製品をより多く摂取していると不妊になりにくいことが判明したのです。この食事内容を忠実に実行した女性の排卵性不妊症になる確率は60％も低くなり、他が原因での不妊症になる確率も27％も低くなりました。

　この結果を元に、看護師健康調査は食事は排卵障害で起こる不妊症を防ぐのにとても効果があることを示唆しましたが、この調査では「排卵性不妊症」のみに焦点が当てられていたことは書いておかねばなりません。このタイプの不妊症は、排卵が定期的に起こらないことが原因で妊娠するのが困難な女性に言及されますし、その最も一般的で最大の原因がPCOSでもあります。看護師健康調査の結果のみでは、例えば年齢や卵子の質の低さが原因で引き起こされる他の不妊症でも同じなのか、もしかしたら違う食事ガイドラインの方が効果的かもしれないなど、その可能性がよくわからないのが実情です。

　どんな食事が他の不妊症に影響を与えるのかをより良く理解するために、看護師健康調査からさらに進んだ研究が求められます。そして、食事がどのようにして体外受精治療の成功率を高めるのかを明らかにした研究結果も必要です。それが、卵子が限定因子となる体外受精治療で妊娠を試みる女性にとって、最も効果的な食事を示してくれます。

　食事と体外受精治療成功率との関係について、161組のカップルを対象にオランダで行われた興味深い研究があります。女性ひ

とりひとりの食事内容を分析した後にわかったことは、治療に入る前に地中海ダイエットを厳密に行なっていた女性は妊娠に至る確率が40％も高いということでした。この研究での「地中海ダイエット」とは、野菜、植物油、魚、豆類を多く摂取し、加工食品やスナックをなるだけ食べないことを指します。

その研究ではどうして地中海ダイエットが妊娠成功率をそこまで高めることになったのか、その理由にまでは至りませんでしたが、特定のビタミンと脂肪酸を摂取することと妊娠成功率を高めることに関連性があることを示しました。この理論は、地中海ダイエットをしていた人たちの葉酸率（葉酸は多く穀物や野菜に見られます）が著しく高かったのと、ビタミンB6とビタミンB12の値（これは魚、乳製品、卵、肉などに含まれます）もいくらか高かったことによって裏打ちされています。

これら各ビタミンは妊娠するのに様々な方向で効果的ですが、最も大きな影響はホモシステインという有害アミノ酸の値を下げることにあります。オランダでの研究は、地中海ダイエットを厳密にやればやるほど、ホモシステイン値もどんどん下がっていくことを示しました。

先の章でも述べましたが、もう何年も前から葉酸とビタミンB12の欠乏はホモシステインの体内生産を引き起こし、それが結果で体外受精治療における卵子の数を減少させ、そして胚の質を下げることがわかっていました。高ホモシステイン値はまた高い流産率とも結びついています。

なので、地中海ダイエットは卵子受精の鍵となるビタミン値を上げて、ホモシステイン値を下げ、つまり卵子と胚の質を向上させて、体外受精で妊娠する可能性を高めると言えます。

ビタミンB6のみでも卵子受精の促進にとても効果的であることがわかっています。ビタミンB6のサプリメントを不妊症の女性に与えたところ、40％もその確率が高まった上、早期流産率

も30％下がりました。ビタミンB6は特に魚に大量に含まれ、地中海ダイエットの要とも言えます。

　もしビタミンB6とB12が体外受精治療の成功率を上昇させる理由の一端を担うのだとしたら、看護師健康調査が行なった、動物性よりも植物性タンパク質を選べというアドバイスは逆効果だということになります。もし卵子の質が妊娠する能力の限定因子だとすれば（35歳以上で、体外受精治療に失敗したことがあれば尚のこと）、適当なビタミンB12値を維持することは重要ですし、そのビタミンB12は一般的に動物性食品の中にしか含まれていないからです。このビタミンの欠乏は菜食主義、完全菜食主義の人たちによく見られる症状で、ビタミンB6も、魚、豚肉、鶏肉などの動物性食品源からとても簡単に摂取できます。

　体外受精における妊娠率と食事の間にある関連性について調査した別のオランダでの研究では、オランダの栄養ガイドラインに示されている一日に摂取すべき果物、野菜、肉、魚、および全粒製品に従った人の妊娠成功率がそうでなかった人よりも相当に高かったことを報告しています。そのガイドラインによると、少なくとも、ふた切れの果物、少なくとも200gの野菜、全粒粉のパンを4切れを一日に接種し、一価不飽和もしくは高不飽和脂肪、肉か肉に変わるタンパク質を少なくとも1週間に3食、魚を1週間に1回食べることを勧めています。パンの摂取に大きく焦点を当てているとは言え、この食事量は地中海ダイエットに概ね相当しています。

　体外受精前にこのオランダの栄養ガイドラインに則った食事をしていた人が妊娠する確率はそうでなかった人より65％も高かったことが報告され、ここでもまた、葉酸やビタミンB群が妊娠確率を上げる理由になるのではないかと推測されました。

　研究によってもたらされた地中海ダイエットに効果があるという他の可能性は、魚類には健康的な脂肪がより含まれるという

ことです。オランダで行われた別の研究では、体外受精治療時における高不飽和脂肪酸の影響と食事に関する特定の問題に取り組んだところ、オメガ3脂肪酸（一般的に魚類から摂取できます）の値の最も高かった女性の胚の質が良くなっていたことが明らかになりました。

とは言え、その調査では妊娠したいなら水銀値の高い魚は避けることに言及はされていませんでした。なので、ここで明記しておくなら、注意したい水銀値の高い魚はサメ、メカジキ、アマダイ、サワラ。ビンナガマグロは上記の魚ほど高い水銀値ではありませんが、週に一度以上、食べないに越したことはありません。缶詰のライトツナは比較的水銀の含有量は少ないです。

これらの研究結果から、卵子の受精に効果のある一般的な食事パターンの特徴をつなぎ合わせると、以下のような結果になります：

- 精製されたり加工された炭水化物はなるべく多く摂取しない

- 野菜、果物、魚を多く摂取する

アルコールとカフェイン

まだ研究結果に疑問点はあるものの、カフェインやアルコールの摂取量を制限すると卵子受精に効果的であるという報告がいくつかされています。

アルコールは卵子受精にとって有害？

言うまでもなく、多量のアルコール摂取は卵子受精に顕著な影響を与えることは明らかです。とは言え、これが時々に限定されるアルコール摂取が妊娠能力に与える影響となると、それを裏付ける研究結果は途端に曖昧になってしまいます。研究を複雑に

する要因のひとつは年齢で、オランダでの研究では、30歳以上の女性のみ飲酒が顕著な不妊の前兆であることが報告されました。30歳以上のグループで、週に7回以上飲酒する女性は週に1回以下しか飲酒しない女性の2倍不妊症になる確率が高くなると報告されています。

　目立ったものでは、1998年に発表されたオランダの研究で、飲酒は卵子が受精する確率を下げ、週に5回未満しか飲酒しない人でも妊娠するのに時間のかかる事が報告されました。また、全てではないものの、アルコール摂取は排卵性不妊症とも関連性があるとする報告をした研究もあります。

　また昨今の研究では、適当な飲酒量でさえ体外受精治療成功率にマイナス効果をもたらすことが明らかになっています。この類の初めての研究は、カリフォルニア大学で2003年に行われたもので、体外受精治療が始まるひと月前に飲酒した場合、妊娠に極めて著しい影響を与えること、また治療の1週間前に飲酒した場合は流産する確率が2倍になることが発表されました。また、飲酒は採取される卵子の数の減少とも関係のあることもわかっています。

　もっと最近に行われたアルコールと体外受精治療成功率との問題について調査した研究では、アルコールのマイナス効果は確認されましたが、成功率の差は先の研究で示されたものよりずっと小さい数値で終わりました。ハーバード医学部で2011年に行われたこの研究は、体外受精治療を経験している2000組のカップルにアンケートを行い、週に4回未満しか飲酒しない人とそれ以上飲酒する人を比較したところ、4回以上飲酒する人では出産に至る確率が16％低かった事を発表しました。

　この研究では、週に1回、もしくは2回という飲酒が与える影響についてはっきりしていないながらも、それでも飲酒すればするほど、妊娠に至る時間が長くなり、体外受精成功率も低くなる

 こととの間に関連のあることが明らかになっています。妊娠した
らどのみち完全に飲酒は諦めるのですから、できればそれを早め
に始めて、妊娠しようとする間は酒量を減らす、もしくは完全に
やめてしまう事を強くお勧めします。

カフェインと受精

　カフェインとなると、アルコールよりもさらに明らかな結論
というのが得られていません。大量のカフェイン摂取が妊娠に至
るまでの時間を長くし、流産の危険性も高めることと関係がある
ことはわかっていますが、多くのこれに関する研究は一日に5杯
か6杯、お茶かコーヒーを飲む女性を対象にしていて、1日に1杯
か2杯のお茶やコーヒーが与える妊娠への影響が明らかにされた
研究というのはほとんど報告されていません。

　とはいえ、イエール大学の研究では、過去にお茶やコーヒー
を飲んでいて、不妊治療前にやめた人の方が、治療中も飲み続け
ていた人よりも妊娠率も出産率も高かったことが発表されまし
た。さらに、最近のある研究で卵胞内のカフェイン値を計測し、
カフェインが実際、卵胞液にまで達したことを明らかにしました
が、カフェイン値と体外受精治療後の妊娠する確率との間に何ら
関連性は認められなかったと報告しています。ですが、質の良い
胚の数が減少したことに伴い、高いカフェイン値と早期流産との
関連性について示唆しています。

　完全にお茶やコーヒーをやめてしまう必要もないですが、カ
フェインの摂取量には注意を払った方が良いでしょう。体外受精
治療の場合、経済的コスト、不便さ、不安や不快感というあまり
にも大きな問題に晒されるかもしれず、それならば良い結果を得
るためにカフェインをやめてみるのも一案かもしれません。とは
いえ、それが自分らしくないと感じれば、1杯のお茶やコーヒー
で罪悪感を感じることもないでしょう。

第12章

等式の残りの半分： 精子の質

子供を持つことを考えているほとんどのカップルに、精子の質や男性側の生殖能力についての基本的な事実が告げられることはありません。男性側の情報が欠けていると簡単な上に、長年の研究で科学的にもその有効性が認められている男性の生殖能力を高める方法を実践する機会を失うことになりかねません。

たとえば、なかなか妊娠に至らないカップルの場合、精子の質や数という男性側の問題が原因であっても、多く場合、その本当の問題に対処するよりもむしろ、その矛先は女性や、もしくはそういった男性側の問題を回避できる様々な妊娠術に向きがちです。もっと理にかなった方法で、隠れた原因に対応し、精子の質を高める方法を見つけることによって、問題の根本に近づくことが可能になります。それでは最初に、男性の生殖能力の周囲に蔓延している誤った思い込みを晴らしていきましょう。

思い込み１：
不妊は普通、女性のせいである

世間で一般的に信じられていることに反して、不妊の原因の50％は男性側にあります。不妊症はいつでも女性だけの問題だというこの誤った概念が一般化しているのは、投薬、注射などほとんどの不妊治療が男性ではなく、女性に対して行われているからでしょう。

確かに、子宮腔内授精や体外受精など不妊治療の焦点はほとんどいつでも女性に当てられているのが現状ですが、これらの治療がそもそも女性の不妊を解決するというよりもむしろ、男性の精子の質に宿る問題を回避するために行われることも少なくありません。ですが、これら高度な不妊治療で対処したとしても、精子の質が良くなるわけではありませんから、妊娠を妨害する要因となって流産のリスクを高めることになるかもしれません。ですから、自然に妊娠するにしろ体外受精治療で妊娠するにしろ、この受精という名の「等式」の残りの半分、男性側の生殖能力もちゃんと調べるべきです。

問題の一端は、不妊治療クリニックで行われる従来の精液分析ではひどく不十分だというのがあります。この従来型の方法は、以下の３段階の基本的計測で精液を分析します（合わせて「精子パラメーター」と呼ばれています）：

1. 精子数・濃度：精液の容積単位内の精子の数

2. 運動能力：卵子に向かって適切に泳ぐ精液の能力

3. 形態：精子が正常な形、外観をしている確率

確かに、これら3つのパラメーターにどれかひとつにでも問題があれば、妊娠することは難しくなりますが、一方でこの方法では精液が抱える問題の全てを知ることはできません。この検査結

果が100％正常で戻ってきても、精子の質の悪さは妊娠に対する
枷として残ったままになってしまいます。なぜなら、この従来の
方法ではちゃんと精子内のDNAの質まで調べることはできないか
らです。

　最新の研究では、精子内DNAの質が従来の精液パラメーター
の数値よりもずっと重要であることを示しています。この「DNA
の質」という言葉は、DNAが突然変異を起こしていないか、染色
体のコピー数が多かったりもしくは欠けていたりしないか、また
DNAの鎖が物理的に破壊されていないかを指します。この中で、
最後に挙げたものは染色体の断片化という結果を招き、またこれ
が精子内のDNAの質を確認するのに一番よく使われます。

　それぞれのDNA損傷が以下に示すそれ特有の問題を引き起こ
します。卵子が受精する機会の減少、胚がうまく移植されないこ
とから来る妊娠する機会の減少、赤ちゃんの先天性異常や突然変
異による遺伝性の病気などが挙げられます。

　また、精子内のDNA損傷が流産のリスクを高めるという研究
結果も明らかになってきています。最近行われたある研究では、
原因不明の流産を経験したことのあるカップルの男性から採取し
た精子のDNAは損傷を受けている確率がとても高いことが明らか
になりました。この結果から精子内のDNAが損傷している場合、
それもまた流産の要因になっていることを示唆しています。

　つまり、端的に言うならば、精子内のDNA損傷の程度は妊
娠を考えているカップル全てにとって重要な要因であると言え
ます。

思い込み２：
男性の生殖機能は50歳以降もずっと衰えない

現実は、一般的に45歳の男性の精子の生殖能力は35歳の男性の
ものより著しく低下します。つまり、精子の質は35歳くらいか

ら落ち始めるということです。この生殖能力低下の大きな理由
は、男性の年齢が高齢であるほど、その精子にはDNAの破損、突
然変異、そして他の染色体異常などが多く見受けられることにあ
ります。事実、精子内のDNAの断片化は30歳〜45歳の間に2倍
に増えます。

　この年齢が原因の男性側の不妊はしばしば見落とされます。
多くの人たちが女性の年齢のみが流産やダウンシンドロームな
どの先天性欠陥のある赤ちゃんが生まれることに関係していて、
男性側の年齢はそういった結果に何ら影響を与えないと考えが
ちですが、最新の研究では40歳を過ぎた男性が父親の場合、赤
ちゃんに重篤な先天性異常がある確率は20％も高くなるという
結果が出ています。年齢が原因のDNAエラーの結果として、29
歳以下の男性と比較した場合、50歳以上の男性が知的障害の
ある子供をもつ可能性は2倍にもなります。また、流産のリスク
も、DNA損傷の程度が高いと倍以上に高くなることもわかって
います。

　加齢によって劣化するのは精子内のDNAだけではなく、その
運動能力も35歳から落ち始めます。また、年齢は精子の数、そ
して形態や外観にも影響します。

　とは言え、それに対処する方法があるのは救いです。ある研
究でこれら精子の劣化はある程度防げるということがわかってい
ます。いくつかの調査でも、健康的な食事療法や適切なサプリメ
ントの摂取によって、高齢男性の精子が若い男性のものの質に近
くなることが報告されています。これは古い概念を覆す新しい通
説と言える結果ではないでしょうか。

思い込み３：
精子の質を高めるためにできる事は何もない

何十年にも渡る研究の結果、世間的に信じられていたことを覆し、精子の質やそのDNAの質さえも高めることは可能だということが科学的に明らかにされています。精子の質を高めることはたくさんの利益をもたらします。それが自然にであろうと、体外受精治療などの助けを得てであろうと、妊娠する可能性を高め、そして流産や赤ちゃんが先天性障害を持って生まれてくる可能性を低くします。

　精子の質を良くするために何をすればいいのかを理解するために、最初にどのようにして精子は損傷を受けるのかを理解しておくと良いと思います。

　精子が生産されるサイクルには2ヶ月間という時間がかかります。その間、多くの環境的、または生活的要因がその行程に良くも悪くも影響を与えますが、ここで最も重要な要因は酸化です。

　酸化は金属が錆びたり、皮を剥いたりんごが変色するのに似た体内で起こる化学的反応です。精子が生産されると、生物学的プロセスの結果、健康な範囲で酸化が体内で起こります。ですが、酸化が無秩序に起こるのを防ぐために、それから受ける損傷から精子を守るためだけに存在する特別な酵素と一緒にビタミンCやEといった抗酸化システムが発動します（精液は特に高濃度のビタミンCを含みます）。

　生活様式から出る要因である何らかの毒素に曝露したり、もしくはビタミン欠乏症などで酸化が過剰に引き起こされたり、抗酸化システムがうまく機能しなかったりすると、男性側の不妊の80％の要因だと考えられる酸化による損傷が結果として起こります。

　酸化は従来型精液パラメーター（精子数、運動量、形態）にも影響を与えますが、同じように精子内DNAへの損傷程度にも

影響を与えます。クリーブランド・クリニックで行われた研究では、酸化の度合が高かった男性では、その精子内でのDNAの断片化が広範に及び、正常に機能する精子の数が減少すると報告されています。

感染症、血管閉塞、拡張静脈（精索静脈瘤）などの疾患が男性側不妊の4分の1の原因を占めていると言われており、このような疾患のうち、ひとつでもある場合、精子の質を高める投薬治療を受けるか、もしくは簡単な外科的手術を受ける必要が出てくる可能性があります。ですが、こういった通常の医療処置が精子の質を高める生活スタイルの見直しや食事療法などに取って代わることはありません。

泌尿器系の疾患を抱える男性とって、精子の質を高める自然な対処法の方がもっと重要性を帯びるのが現実です。なぜなら、そういった疾患の多くが精子に対する酸化を増大させて不妊と結び付いているからです。

精子の質を高めることはまた、とくに女性の卵子の質が良くない場合とても大切になってきます。精子と違い、卵子はダメージを受けた精子からの悪影響をいくらか克服するため、DNA損傷を矯正できる構造になっています。ですが、DNAの矯正は良質な卵子内でしか効率的に行われません。高齢女性の卵子は質の良くない精子のDNAの損傷を適切に矯正することができず、結果的にもっと妊娠するのが難しくなります。

ですが、精子の質は少なくともある部分、自分でコントロールすることができます。ビタミンのサプリメントを摂取し、酸化ダメージを防いで精子の質を高める簡単なステップを踏むことによってそれが可能です。

精子の質を高める

毎日抗酸化サプリメントを摂取する

精子の質を高めるために最も大切なことは、毎日ビタミンと抗酸化剤が含まれたサプリメントを摂取することです。多くの研究がはっきりと毎日抗酸化剤のサプリメントを摂取することで精子の質が高まり、女性を妊娠させる機会が増えると報告しています。これは自然な妊娠を望むカップル、そし不妊治療を受けるカップルどちらにとっても有益なことです。

この分野のある系統だった研究結果では、先に行われた34の調査を分析し、抗酸化剤のサプリメントを摂取した男性は摂取しなかった男性の4倍も妊娠させやすくなったと結論づけています。また、摂取した男性のパートナーの女性は、対照カップルの5倍も多く出産に至ったことも明らかにしています。抗酸化剤の使用で危険な副作用が報告されたものは一切ありません。

精子のDNA損傷が原因での不妊の場合、抗酸化剤はとくに有効だとする研究結果も報告されています。ある研究では、卵細胞質内精子注入法（体外受精治療と似た方法ですが、こちらは精子を直接卵子内に注入します）で失敗してから2ヶ月間、DNA断片化が著しかった男性に毎日ビタミンCとEを投与したところ、その次の治療で驚くほどの効果が得られたことを報告しています。臨床的に妊娠に至った確率が7％から48％に急増したのです。

違う調査ではまた違った抗酸化剤の組み合わせを使用していますが、この分野で最も研究の対象となっているのはビタミンC、ビタミンE、亜鉛、葉酸、そしてセレンです。ビタミンCとビタミンEは直接的な抗酸化剤として働きますが、一方で亜鉛、葉酸、セレンは抗酸化酵素を助けるなどのもっと複雑な方法で酸化を防ぐものです。亜鉛と葉酸の欠乏はすぐにDNAダメージを引き起こします。

　どのビタミンが、そしてどの組み合わせが最も効果的である
のかが多く調べられていますが、全てを網羅し、最も手軽に有益
なのは毎日基本的な総合ビタミン剤を摂取することだと思いま
す。なぜなら、総合ビタミン剤には全てのビタミンが入っている
からです。総合ビタミン剤にはセレンが特に多く調合されている
ので、男性にとって良い選択肢だと言えます。妊娠したいと思
う時期の2、3ヶ月前から摂取し始めるのが理想的ですが、いつ
からでも抗酸化度を促進するために摂取するのは有益だと思い
ます。

　さらに一歩進むなら、抗酸化剤サプリメントにCoQ10を加え
ることをお勧めします。CoQ10は活発な抗酸化分子で、体内の
全ての細胞内に存在します。特に精子の質には重要で、なぜなら
CoQ10は抗酸化剤であるだけではなく、エネルギー生産の重要
な構成要素でもあるからです。

　長年の研究の結果、精子の質と精液内に自然に含まれる
CoQ10値の間には関連性があり、その値が低い男性の精液は精
子の数が十分でなかったり、運動能力が低い傾向にあることはよ
く知られている事実です。

　ですが、最近では複数のそれぞれに違った無作為、ダブル・
ブラインドのプラセボ対照の研究が行われ、CoQ10のサプリメ
ントを摂取すると精子の濃度、運動能力、形態が向上すると結論
づけられました。また先ごろ行われた研究でも、CoQ10と抗酸
化剤、ビタミンB12を組み合わせたサプリメントを摂取すると、
従来の精液パラメーターが改善されるだけでなく、精子内のDNA
の完成度も著しく増すことがわかっています。

　CoQ10が精子の質を高めると考えられる理由のひとつはそれ
が抗酸化酵素の活動を活発化させることですが、それともうひと
つ、CoQ10がエネルギーの生産性を高めて効果的な影響を与え
ると考えられています。アデノシン三リン酸（ATP）と呼ばれる

分子内の形で存在する十分なエネルギーは精子の生成と運動能力にとってとても重要です。未だ確証が得られたわけではないですが、CoQ10のサプリメントはエネルギーの生産を強化して、精子の質を高めます。

CoQ10を摂取することを決めたならば、ユビキノールという還元型で摂取することをお勧めします（第6章で詳しく説明しています）。用量は1日200mgがお勧めです。

食事で抗酸化値を高める

精子の質を高める抗酸化剤のパワーを全て効果的に取り込むためには、食事の中で抗酸化剤を最大限摂取することがひとつ、良いアイデアです。何年にも渡る科学的研究を経由して、抗酸化率の高い食事を食べている男性の精子は、そうでない人のものより染色体異常も少なく、また精子数、運動量など従来型精液パラメーターの数値も良くなる傾向にあることがわかっています。

ある最新の研究で明らかになった例ですが、果物と雑穀類を多く摂取している男性の精子は一般よりも質が高いという報告がされています。このように精子の質を良くする栄養素の一つに葉酸があります。これは大量の果物、野菜、栄養強化食品の中に含まれています。

女性だけでなく、男性も妊娠することを考えるならば、適切な量の葉酸を摂取することが重要だというのはあまり知られていない事実です。多くの女性が妊娠を考えるとなると、二分脊椎などの先天性異常を避けるために葉酸を摂るように言われる一方で、この頃では、その研究によって、男性にとっても葉酸摂取は必要不可欠だという認識がもたれるようになってきています。なぜなら、葉酸は精子のDNAを守るという重要な役割を担っているからです。ある研究では、葉酸をしっかり摂取している男性の精子はダウン症候群を引き起こす原因となる染色体の異常が少ないことが明らかになっています。

　また、カリフォルニアで行われた最近の研究では、抗酸化剤は加齢に関係して多くなる精子のDNAダメージを防ぐ、もしくは元に戻す可能性の高いことが明らかにされています。すでにわかっている生殖問題のない男性を対象にした研究でも、食事からもしくはサプリメントからの関係なくビタミンC、ビタミンE、亜鉛、そして葉酸を多く摂っている人の精子にはDNAダメージが少ないことがわかりました。

　実際、これら栄養素をしっかりと摂取している男性の精子内DNAの質は、若い男性のものと変わりませんでした。この著しい発見は男性の高齢が原因の不妊を大きく防ぎ、流産の危険性や先天性異常児の出生率を減少させることを示唆しています。

　栄養のある食事というのはとても大切です。総合ビタミン剤に含まれている特定の抗酸化剤は食品の中に自然に含まれている無数の抗酸化剤のたった数パーセントを占めるにすぎません。例えば、精子の質を高めるのに追加すると良い抗酸化剤にリコピンがありますが、これは一般的な総合ビタミン剤には含まれていないことが多いものです。このパワフルな抗酸化剤はトマトに多く含まれていて、トマトを煮詰めて作られるトマトペーストのように、一度料理されると特にその濃度を増すようになります。

　他にもパワフルな抗酸化剤はあり、その中にアントシアニン類というのがあります。これはベリー類の濃い紫色を作るβカロチンで、さつまいもや人参に含まれています。またよく知られている抗酸化剤としては緑茶とダークチョコレートがありますが、これらは精子の質とどのように関係しているのかはあまりよくわかっていません。どの抗酸化剤が最も効果的なのかわかるまでは、色々な果物や野菜を広く食べることが一番だと思います。その際、色の鮮やかなものには一般的に抗酸化要素が多く含まれているので、そういったものを中心に食べると良いでしょう。

環境毒素に接する機会を少なくする

生活スタイルの要因が精子の質に及ぼす影響力は抗酸化剤だけで終わりません。男性由来の不妊原因の80％は毎日の環境毒素によって引き起こされる酸化ストレスが主な要因だと考えられています。毒素はしばしば精子の質に悪影響をもたらす他の原因を伴って、抗酸化酵素の活動を阻害しながら酸化の増長を引き起こします。

合衆国では8万以上の化学物質が使用されるべく登録されていますが、安全性が確認されているのはそのたった数パーセントのみで、生殖に関する危険性についてはさらに少ないのが現状です。女性とともに妊娠を期待している男性にとって、日々暴露を余儀無くされる化学物質だらけの環境で、どれが不妊を引き起こす毒素なのかはっきりしていないのが現状です。ですが、今の所、精子の質に悪影響をもたらすと明らかに確認されている毒素は卵子に悪影響をもたらすものと同じ物質だと言われています。フタル酸エステル類、BPAなどがそれです。この2種の物質はありふれたものでありながら、長くホルモンの働きを阻害することで知られていて、「外因性内分泌かく乱化学物質」と呼ばれています。

フタル酸エステル類

フタル酸エステル類は可塑剤と呼ばれる化学物質群に属し、例えばコロン、洗濯洗剤、芳香剤、ビニールや塩ビで作られた柔軟性のあるプラスチック製品など幅開く使用されています。第3章で詳しく説明したように、これら化学物質は子供のおもちゃに使うことが禁止されていますし、ヨーロッパではフタル酸エステル類の中でも特に数種を身体の手入れに使うような製品で使用することを禁止しています。

フタル酸エステル類は、内分泌物をかく乱し、子宮内にまで浸透し、男の子の生殖器の奇形を含むさまざまな悪影響を引き起

こします。長年に渡る激しい議論の後、今ではフタル酸エステル類は成人男性の精子にも悪影響を与えることが立証されています。

　男性が通常曝露されているフタル酸エステル類の濃度で、精子の質は精液パラメーターでも低下する一方、DNAもダメージを受けることが明らかにされています。その悪影響はさまざまな形で現れ、そこにはホルモン値が変わり、酸化ストレスが引き起こされることも含まれています。特にフタル酸エステル類の数値の高さはテストステロンやその他、男性生殖に関係するホルモンの低下に関係していると言われています。1万人以上の男性を対象に行われた大規模な研究でもフタル酸エステル類の数値が高ければ高いほど、酸化ストレスが身体中により広がることが明らかにされています。

　究極的には、フタル酸エステル類で引き起こされるほんの少しの精子の質低下でさえ、著しく生殖を妨害することに繋がる可能性があるということです。2013年に開催された米国生殖医療協会主催の学会で、500組のカップルのフタル酸エステル類の値と妊娠の確率との関連性を調査した研究の結果が発表され、それによると、体内から高い数値のフタル酸エステル類が検出された男性はそのパートナーを妊娠させる確率がそうでない男性に比べて20％も低いということでした。

　とは言え、男性もフタル酸エステル類に曝露する機会を少なくすることができます。例えば、家庭内でビニールや塩ビ製品の使用をできるだけ控える、シャンプー、シェイビング・クリーム、デオドラントなどを「フタル酸エステル類不使用」（Every Man Jack、Burt' s Bees、Caswell-Masseyなどのブランドで提供されています）と表示されているものに変える、また不必要な香水、コロンは使わない、匂いのきつい洗濯洗剤を無香料や自然からの香料のものに換える、プラスチックの袋や容器に入った加工

食品はなるだけ食べないなどで、かなりその機会を減少させることができます。

BPA

　ビスフェノールA、または略してBPAも男性の生殖機能を脅かす危険性のある毒素です。これは普通に缶詰の食品、再利用可能なプラスチック製の食品保管容器、紙のレシートの塗装膜などに使われています。BPAの毒性を疑う長年の研究の結果、この毒素がエストロゲンと似た影響を与える内分泌物かく乱物質であることがわかっています。

　BPAと精子の質についてミシガン大学が一番最初に行った研究で、尿から検出されたBPA値が高ければ高いほど、精子の数、運動能力、形態、外観の正常性共に低いことと強く結びついていることがわかり、また精子のDNAがダメージを受けている率も高くなることが明らかになりました。

　それ以来行われた他の研究でもBPA値の高い男性ほどより精子の数が少なく、またその質も低いことが確認されています。さらに、動物実験で直接観察したところ、人の男性が毎日曝露するのと同量程度のBPAを曝露させたところ、精子生産が妨害され、精子内のDNAが破損されることも確認されました。

　精子の質に与えるBPAの影響に関してはまだ議論の余地がいくらか残っているものの、現段階で注意するに越したことはないと思わせるに十分な証拠は出揃っています。ですが意外にも、大幅にBPA曝露を減少させることは簡単で、「BPA不使用」と表示されている缶詰を買う、台所ではプラスチック容器の代わりにステンレスやガラス製のものを使う、できる限りレシート類の紙は触らないなどの注意でそれを防ぐことが可能です。

鉛とその他の重金属

　鉛が人の健康に危険をもたらすのは疑いようもないことですが、ラッキーなことに、行政措置のおかげで、私たちが暮らしの中で鉛に触れる機会はほとんどありません。それでも、もし妊娠する機会を得たいと思うならば、最低限の注意は必要です。研究でも明らかになっていますが、体内から検出された鉛の数値が高い男性の精子はその数が少なく、奇形である確率がとても高いからです。

　鉛に曝露する機会を減少させる良い方法のひとつは、鉛も除去できる水の濾過装置を使うことです。古いペンキも鉛曝露の原因です。もし家が古く、ペンキが剥がれそうになっているなら、それを調べるキットを購入すると良いかもしれません。玄関で靴を脱ぐのも良い方法です。ある研究では、外から家庭内に持ち込まれる埃を調査したところ、それが鉛を含んだハウス・ダストになり、主な鉛の曝露源であると発表しています。

　水銀も理論的に男性の生殖機能を低下させる重金属のひとつだと考えられています。ですが、この本を書いている現時点では、水銀が精子の質を低下させる曝露源だとする報告は少数に限られ、矛盾点を含んだ研究結果しかありません。人を対象にした大規模な研究では魚類の消費から得られた高い水銀値からは何の影響もないことが示されています。このことから、水銀は男性よりも女性の方がより注意を向けなければいけない金属なのかもしれません。

　暮らしの中に何百と存在する精子を劣化させる化学物質から身を守るためには、注意してしすぎるということはありません。殺虫剤、殺虫スプレー、除草剤など、一般的に有毒性があると言われている化学物質に曝露する機会をできるだけ避けて、もし溶接業やホルムアルデヒドなどの有機溶剤を使うのが仕事や趣味であるならば、更によく注意してください。もし環境毒素がもっと

心配ならば、Environmental Working Groupのホームページをご覧になってください。そこに防火剤やヒ素をはじめとする一般的な内分泌物かく乱物質を避ける方法などが掲載されています（詳しくは第3章の終わりにまとめてあります）。

市販潤滑剤に含まれる化学物質

　男性の生殖機能を妨害するものとして新たに分かった化学物質群が、市販の潤滑剤の中に含まれていることが最近の研究で明らかになりました。複数の研究でほとんどのブランドの潤滑剤には著しく精子の運動能力を減少させ、DNAの断片化を促進する成分が含まれていることがわかりました。その分野の研究のひとつは2014年に「市販のセックス用潤滑剤は妊娠には影響しないという認識は誤っている」と発表しています。有害な影響がなく、精子を守るブランドはPre-seedで、ここの製品は特に赤ちゃんをもうけることを考えているカップルのために製造されています。またベビーオイルや菜種油（キャノーラオイル）も精子に優しい潤滑剤です。

アルコールをひかえる

大量のアルコール摂取が精子の質の低下と結びついていることは疑いようのないことですが、適量アルコールをたしなむことが影響するかについての報告はほとんどありません。多くの研究が影響ないと結論する一方で、いくつかの研究は男性側の飲酒はたとえ少量であっても、特に体外受精治療の場合、生殖機能との間に関係があるとする結果を報告しています。

　カリフォルニア大学で行われたある研究は、体外受精治療プログラムの間の飲酒が生殖結果に影響するかどうかを調査しました。その結果、男性側が一日に1杯追加で飲酒したカップルでは、出産まで至らない危険性が2倍に上がることがわかりました。この研究での出産率低下に関する影響は、体外受精治療のサイクル

が始まるひと月前に男性側が飲酒したカップルの流産率の上昇が
主な原因であると発表されました。

　ブラジルの不妊治療クリニックに通っている男性を対象にし
たもっと新しい研究では、飲酒は精子の数を減らし、運動能力を
鈍らせ、受精率を下げることがわかりました。アルコール摂取は
体内の酸化ストレスを増長させることで知られており、これでど
うして精子がダメージを受けるのかの説明になります。

　グラス1杯のワインを時々飲んだからといって、それが影響す
るとは思えませんが、それ以上は注意を払った方が良いかもしれ
ません。これから妊娠するという苦しい戦いを前にしているなら
ば特にそうでしょう。

携帯電話を身につけない

一般的に、俗説だろうと思われて無視されがちですが、実は携帯
電話をポケットに入れていることは精子に悪影響をもたらすこと
は科学的にも実証されています。クリーブランド・クリニックで
行われた研究で、携帯電話の使用が精子の数、運動能力、生存能
力、正常な外観を損なうことなど、その影響が明らかにされてい
ます。日々、長期間に渡って電磁波に曝露することで、精子に大
きな影響を与えるのです。また同じ研究で精子サンプルに携帯電
話の電磁波を1時間浴びせたところ、精子の運動能力と生存能力
が著しく低下し、そして酸化の兆しが増えるという結果も出ま
した。

　携帯電話が放つ高周波電磁波はそれによって発される熱とで
精子に悪影響を与えると考えられています。また他の影響とし
て、酸化ストレスを増長させる可能性もあると言われています。
これらの影響は携帯電話を身体に近づけることによって起こるも
ので、可能な限り、ポケットから出しておくことで電磁波を避け
ることができます。

冷やす

体温の上昇が精子の質を劣化させるということは、その分野では40年以上に渡る周知の事実です。例えば、精子の質に対する熱の影響は発熱の影響からも明らかです。発熱は精子の数と運動能力の低下を引き起こしますので、発熱が長引けば長引くほど、精子への影響もひどくなります。

体温を上げる他の要因としては、一日中座っている、熱いお風呂に浸かる、熱いシャワーを浴びる、そしてぴったりとした下着をつけるなどがあります。半年間に渡る研究で、ぴったりとした下着をつけた男性の精子は、精液パラメーターの数値が50％も落ちたと証言しています。ゆったりとした下着に換えたところ、パラメーターの数値も回復しました。

多くの不妊治療クリニックが男性たちに精子サンプル採取の1週間前から熱い湯のお風呂につかることやシャワーを避けるように指導していますが、その他にもゆったりとした下着をつける、座った姿勢から定期的に立つなどして休憩を取るなどし、体温の上昇を避けるのが良いと思います。また1週間というのは短すぎることもわかっています。精子の生産の完全な行程には約2ヶ月以上かかると考えられています。そして、その初期の行程での精子は熱に対して同様に脆弱です。長期に渡って熱を避ければ避けるほど、結果は良くなるでしょう。

精子の質のためのアクション・プラン

- 理想では、妊娠できると良いと思う時期の数ヶ月前から毎日総合ビタミン剤を服用し、CoQ10も服用するとなお良い。

- 色の濃い果物や野菜が豊富な食事で、ビタミンの効果を更に促進させて、抗酸化レベルを上げる。

- 精子にダメージを与える毒素、例えばフタル酸エステル類、BPA、鉛、市販の潤滑剤に含まれる化学物質などに曝露する機会をできるだけ少なくする方法を取る。

- 体外受精での妊娠を考えているならば、特にその治療サイクルに先立って飲酒量をひかえる。

- 携帯電話をできるだけ自分のポケットに入れない。

- ここという時に体温を上げないように涼しさを保つ。

第13章

まとめ：
アクション・プラン
完全保存版

ベーシック・プラン

そろそろ妊娠しようかなと思っている人、そして妊娠することがそれほど難しいことではないと思われる人、もしくは不妊で数年間悩んでいる人、どんな状況にいるかに関わらず、まずは卵子の質が高まり、受精しやすくなることが科学的に実証されているこの基本ステップを実行して効果を期待してみてください。妊娠する確率を高めて、流産する危険性を低くするステップは以下の通りです：

- できるだけ早くから妊婦用総合ビタミン剤を毎日服用してください。理想を言えば、妊娠したいなと思う時期の3ヶ月前から摂取するのが望ましいです。妊婦用総合ビタミン剤を摂取することによって、赤ちゃんが重篤な先天性の障害を伴って生まれる可能性を低くするだけでなく、卵子を守るこ

とによって最短で妊娠する可能性も高めてくれます。400mgよりも800mgの葉酸を含有しているブランドのものを服用するとより効果的かもしれません。もし、お腹がゆるくなったりする副作用があれば、いくつかのブランドを試して自分に合ったものを見つけてください。妊婦用総合ビタミン剤はおやすみ前に服用してください。

- 成熟中の卵子内のエネルギー生産を高めることと、染色体異常をできるだけ防ぐためにCoQ10を毎日のビタミン摂取にプラスすることも考えてみてください。最も効果的なのは還元型CoQ10で、基本的な用量は100mg、朝食と一緒に摂取することが望ましいです。

- ホルモンの分泌をかく乱させる毒素、BPAに曝露する機会を減らすため、缶詰食品を避けて、プラスチックの食品保存容器はガラス製品やステンレス製のものに変え、紙のレシートはできるだけ触らないようにしてください。

- フタル酸エステル類の曝露を最小限にとどめるためにも、マニキュアや香水の使用をやめて、化粧品、整髪料、洗濯洗剤、清掃用洗剤なども無香料かフタル酸エステル類不使用のものに変えてください。

- 更にフタル酸エステル類の曝露を最小限にとどめるために、ビニールや塩ビで作られた柔らかいプラスチック製品には十分に気をつけます。そういうプラスチックで作られたものは布製か、もしくは同じプラスチックでも「フタルエステル類不使

用」もしくは「塩ビ不使用」と表示されたものに
変えてください。

• 砂糖、精製された炭水化物を日々の食事から減ら
し、果物、野菜、精製加工されていない穀物、オ
リーブ油、ナッツ、脂身の少ないタンパク質を中
心にした地中海ダイエットに変えていきます。

インターミディエイト・プラン：
妊娠がなかなか難しい場合

なかなか妊娠せず、かといって何ら具体的な理由のある不妊症
だと診断されていない場合は、妊娠する確率を更に高めるため、
ベーシック・プランに以下のアドバイスを加えて実行してみてく
ださい。

• 主治医にビタミンD欠乏症、セリアック病、甲状腺
機能低下がないかどうか検査してもらうよう依頼
してください。この3つの病気がしばしば原因不明
の不妊症に関与していることがあり、専門医から
もよく見落とされていることがあるからです。こ
れら3つの病気は治療するのも簡単です。

• 還元型CoQ10の用量を100mgから200mgに増や
すことを考慮してみてください。加えて、ビタミ
ンE（200IU）、ビタミンC（500mg）、もしくはア
ルファリポ酸（還元型アルファリポ酸を100mgか
ら600mgの間で、毎日空腹時に服用します）など
のような抗酸化剤を2種以上、妊婦用総合ビタミン
剤に加えます。複数の研究で、原因不明の不妊症
に悩む女性の多くに、卵胞内で抗酸化防衛システ
ムが適切に機能していないことが見受けられます。

そういった理由から、抗酸化剤サプリメントを摂取することによって、妊娠までにかかる時間を短縮することが可能となるかもしれません。

インターミディエイト・プラン：
PCOS、不規則性排卵の場合

PCOSは不妊の最も一般的な原因のひとつです。体重が増加する、ニキビが増える、顔に毛が生える、月経周期が不規則になる、月経周期が35日間以上開くなどの症状を伴います。この病気は、正常な排卵を乱し、卵子を劣化させることで不妊を引き起こします。卵子の質を高め、ホルモンバランスを整えるためにも、ベーシック・プランに以下のアドバイスを加えて実行してみてください。

- ミオイノシトールのサプリメントを妊娠したい時期の2、3ヶ月前から摂取し始めます。一般的に勧められている用量は1日に4gで、それを朝と夜、半分ずつ（2mg）服用してください。

- BPAへの曝露を最小限にとどめるよう、特に細心の注意を払ってください。複数の研究がPCOSに罹患している女性はBPA値が高いと報告しています。この病気の特徴的な症状としてホルモン失調が挙げられていますが、それにはBPAが関与していることもわかっています。

- 日々の食事から徹底的に砂糖と精製された炭水化物を制限して、血糖とインスリン値が急激に上がることを防いでください。インスリンはテストステロン値を上げるのですが、これもPCOSの不妊の主な原因です。

- PCOSによくみられる卵子の劣化を招く酸化ストレスを制御するため、アルファリポ酸を服用します。PCOS患者の受精率を高める用量は600mgで、それを1日に2回摂取してください。

アドバンス・プラン：流産を繰り返す場合

流産には血液凝固や免疫不全などを含むさまざまな医学的根拠がある一方で、ほぼその半分が卵子の染色体異常で起こります。卵子の質を高めることで、染色体の正常値が上がり、したがって流産のリスク減少が期待できます。先述したベーシック・プランに以下のステップを加えて実行してみてください。

- 卵子の成長に必要なエネルギーの生産を高めるため、そして正常な染色体処理を促進するため、毎日還元型CoQ10を300mgまで摂取します。また、ビタミンE（200IU）、ビタミンC（500mg）、もしくはアルファリポ酸（還元型アルファリポ酸を100mgから600mgの間で、毎日空腹時に服用します）などの抗酸化剤から2種以上を加えて服用するとさらに良いかもしれません。

- インスリン抵抗性、不規則性排卵のいずれかに罹患している場合、もしくはPCOSによる他の症状がある場合はミオイノシトールを服用します（1日に４mgを朝晩2回に分けて摂取してください）。インスリン抵抗性は流産を複数回経験したことのある女性によくみられる症状ですが、ミオイノシトールがこれを解決する助けになるかもしれません。

- 主治医に1日に4000mcgほどの高容量で葉酸を摂取する必要があるかどうかを尋ねてみてください。

- 習慣流産の主な原因である甲状腺機能低下の検査をしてくれるよう医師に依頼してください。甲状腺機能低下だと診断された場合、妊娠を試みる前に適切な治療を必ず受けてください。自己免疫性甲状腺疾患のある女性の場合、レボチロキシンと呼ばれる甲状腺ホルモン投与の治療を受けると、流産する確率が50％以上も下がったことが複数の研究で確認されています。

- 著しく流産する確率を上げるセリアック病に罹患していないかどうか、担当医師に相談し、検査してみるよう依頼してください。もしセリアック病に罹患しているとわかったら、グルテン・フリーの食事療法をしっかり実行することによって、流産の原因である免疫反応とビタミン欠乏症を防ぎます。

- 流産の主な原因である染色体異常をさらに防ぐため、もし体外受精治療を受けるならば、もしくは卵巣予備能低下という診断を受けているならば、DHEAを摂取することを考えに入れてみてください。

- パートナーである男性側が、特に40歳を超えているならば、抗酸化剤が多く含まれた食事を心がけ、総合ビタミン剤を毎日摂取していることを確認してください。また、パートナーに飲酒の制限をきちんと順守してくれるよう頼んでください。

アドバンス・プラン：卵巣予備能低下を伴った体外受精治療での妊娠

卵巣予備能低下、もしくは加齢が原因の不妊症だと診断されている場合、卵子の質を高めるために最も積極的に成果が得られるプランを実行すると良いと思います。以下の項目をベーシック・プランに加えて実行してみてください。

- 還元型CoQ10を300mg摂取すると卵子の質を高める可能性が増すと言われています。また、ビタミンE（200IU）、ビタミンC（500mg）、もしくはアルファリポ酸（還元型アルファリポ酸を100mgから600mgの間で、毎日空腹時に服用します）などの抗酸化剤から2種以上を加えて服用するとさらに良いかもしれません。

- 卵子の数を増やして、染色体異常を防ぐために、次の体外受精治療サイクルの3ヶ月前からDHEAサプリメントを摂取し始めることを考慮してください。一般的な用量は1回25mgを1日3回です。

- さらに卵子の質を良くするために、体外受精治療のサイクルを始めると同時にメラトニンのサプリメントを摂取することを考慮してください。一般的な用量として、就寝直前に3mgの錠剤を服用します。

- 主治医に甲状腺機能低下の検査をするよう依頼してください。甲状腺機能低下は若い女性の卵巣予備能低下を引き起こす主な原因です。

- 砂糖と精製された炭水化物を日々の食事から注意深く制限し、ビタミン類と抗酸化剤をできるだけ増やしてください。

- 男性パートナーにも毎日、総合ビタミン剤を摂取してもらい、抗酸化剤の豊富な食事を心がけてもらいましょう。

あとがき

卵子の質は不妊症と流産にとても深く関っています。ですから、妊娠を望む方は皆さん、ご自分の卵子の質を良くすること、そしてその状態を保つには何をすれば良いのかを知っておくことがとても大切です。もしこの本が不妊症にまつわるどんな些細なことでも何か役に立つことがありましたら、どうぞここで知ったこと、学習したことを他に不妊症で悩んでいる女性に伝えて、拡散してください。

　この本で紹介した情報を元に、卵子が原因で不妊に苦しむ女性がそれを克服し、最終的に妊娠という夢を叶えて、健康な赤ちゃんをその腕に抱く日が来ますようにという祈りを込めて、私個人の成功例として、一枚の写真をこの本の裏表紙に残しておきます。生まれて10日目の私の息子です。どうか、皆さんも私が経験した幸運を経験できますように。それが私の願いです。